ABHANDLUNGEN DER SÄCHSISCHEN AKADEMIE DER WISSENSCHAFTEN ZU LEIPZIG

Mathematisch-naturwissenschaftliche Klasse
Band 57 • Heft 1

RADONTHERAPIE HEUTE

Herausgegeben von

HERBERT JORDAN

AKADEMIE-VERLAG BERLIN
1989

ABHANDLUNGEN DER SÄCHSISCHEN AKADEMIE DER WISSENSCHAFTEN ZU LEIPZIG

Mathematisch-naturwissenschaftliche Klasse

Band 51

Heft 1 **Beiträge zur Chemie und Technologie der Brennstoffe**
Gedenkschrift für Prof. Dr. techn. habil. ANTON LISSNER
Herausgegeben von Prof. Dr.-Ing. Dr.-Ing. eh. ERICH RAMMLER
1971. 146 Seiten — 1 Titelbild — 57 Textabbildungen, davon 6 auf 3 Tafeln — 35 Tabellen — 4° — M 26,—

Heft 2 Dr. GÜNTER HERRMANN, **Beiträge zur Bestimmung von Schwefeldioxid in der Atmosphäre und Herstellung von Schwefeldioxid-Luft-Gemischen**
1971. 179 Seiten — 74 Abbildungen, davon 13 auf 10 Kunstdrucktafeln — 41 Tabellen — 4° — M 29,—

Heft 3 Prof. Dr. med. GEORG MERREM, **Die parasagittalen Meningiome**
Zum Gedächtnis des Begründers der deutschen Neurochirurgie Prof. Dr. FEDOR KRAUSE 1857—1937
1971. 38 Seiten — 20 Abbildungen — 1 Tabelle — 4° — M 10,—

Heft 4 Prof. Dr. MAXIMILIAN KLINKOWSKI, **Epidemien und Pandemien pflanzenpathogener Krankheitserreger in ihrer Beziehung zum Menschen**
1971. 54 Seiten — 41 Abbildungen — 4 Tabellen — 4° — M 10,70

Heft 5 Prof. Dr. GUSTAV E. R. SCHULZE und Dr. PETER PAUFLER, **Die plastische Verformung „spröder" intermetallischer Verbindungen und ihre Elementarprozesse**
1972. 24 Seiten — 14 Abbildungen — 11 Tabellen — 4° — M 5,40

Band 52

Heft 1 Prof. Dr. KURT MOTHES, **Über sekundäre Pflanzenstoffe**
1972. 29 Seiten — 18 Abbildungen — 4° — M 5,50

Heft 2 Prof. Dr. DIETRICH UHLMANN, **Störungen des biologischen Gleichgewichts in Gewässern**
1973. 17 Seiten — 16 Abbildungen — 4° — M 4,50

Heft 3 FELIX LAMPADIUS, **Beitrag zum Nachweis der Wertminderung des Waldes als Folge von Immissionseinwirkung**
1974. 27 Seiten — 4 Abbildungen — 8 Tabellen — 4° — M 6,50

Heft 4 Dr. MANFRED KLOSE, **Beiträge zur D- und V-Struktur von Wasser und speziellen wäßrigen Elektrolytlösungen**
1974. 63 Seiten — 22 Abbildungen — 21 Tabellen — 4° — M 16,—

Heft 5 Prof. Dr. med. HORST HANSON, **Eiweißumsatz und Differenzierungsvorgänge tierischer Zellen**
1974. 26 Seiten — 13 Abbildungen — 9 Tabellen — 4° — M 6,—

Band 53

Heft 1 **3. Internationales Symposium über Probleme der Passivität von Metallen**
(Technische Universität Dresden, 29.—31. 5. 1975)
1979. 171 Seiten — 150 Abbildungen, davon 26 auf 10 Tafeln — 27 Tabellen — 4° M 42,—

ABHANDLUNGEN DER SÄCHSISCHEN AKADEMIE DER WISSENSCHAFTEN ZU LEIPZIG

Mathematisch-naturwissenschaftliche Klasse
Band 57 · Heft 1

RADONTHERAPIE HEUTE

Herausgegeben von

HERBERT JORDAN

Mit 47 Abbildungen und 18 Tabellen

AKADEMIE-VERLAG BERLIN

1989

Ergebnisse eines Symposiums mit internationaler Beteiligung anläßlich des 75jährigen Bestehens des Radonbades Bad Brambach, durchgeführt als Gemeinschaftsveranstaltung der Staatsbäder Bad Brambach/Bad Elster, der Sächsischen Akademie der Wissenschaften zu Leipzig, der Bergakademie Freiberg und der Sektion Balneobioklimatologie der Gesellschaft für Physiotherapie der DDR vom 11. bis 14. Mai 1987 in Bad Brambach

Manuskript vorgelegt in der Sitzung am 9. Oktober 1987
Manuskript eingereicht am 12. Februar 1988
Druckfertig erklärt am 31. Mai 1989

ISBN 3-05-500660-7
ISSN 0365-6470

Erschienen im Akademie-Verlag Berlin, Leipziger Straße 3—4, Berlin, DDR-1086

Lizenznummer: 202 · 100/381/89
Printed in the German Democratic Republic
Gesamtherstellung: VEB Druckhaus „Maxim Gorki", 7400 Altenburg
LSV 2075
Bestellnummer: 763 966 1 (2025/57/1)

02500

INHALT

VERZEICHNIS DER ERSTAUTOREN

ANDREJEW, S. W., Doz. Dr. rer. nat.
Zentrales Wissenschaftliches Forschungsinstitut
für Kurortologie und Physiotherapie Moskau
Kalinin-Prospekt 50
121099 Moskau/UdSSR

BOGOLJUBOW, W. M., Prof. Dr.
Zentrales Wissenschaftliches Forschungsinstitut
für Kurortologie und Physiotherapie Moskau
Kalinin-Prospekt 50
121099 Moskau/UdSSR

BRENKE, A., Dr. med.
Poliklinik für Physiotherapie des Bereiches Medizin (Charité)
der Humboldt-Universität zu Berlin
Monbijoustr. 2
Berlin, DDR-1040

BUCHHEIM, W., Prof. Dr. phil.
Bergakademie Freiberg/Sektion Physik
B. v. Cotta-Str. 4
Freiberg, DDR-9200

CALLIES, R., Prof. Dr. sc. med.
Institut für Physiotherapie
der Friedrich-Schiller-Universität Jena
Kollegiengasse 9
Jena, DDR-6900

CONRADI, E., MR Prof. Dr. sc. med.
Poliklinik für Physiotherapie des Bereiches Medizin (Charité)
der Humboldt-Universität zu Berlin
Monbijoustr. 2
Berlin, DDR-1040

FRÖHLICH, K., Prof. Dr. sc. nat.
Bergakademie Freiberg/Sektion Physik
B. v. Cotta-Str. 4
Freiberg, DDR-9200

GRIGORJEWA, V. D., Prof. Dr.
Zentrales Wissenschaftliches Forschungsinstitut
für Kurortologie und Physiotherapie Moskau
Kalinin-Prospekt 50
121099 Moskau/UdSSR

JORDAN, H., OMR Prof. Dr. med. habil.
Forschungsinstitut für Balneologie und Kurortwissenschaft
Bad Elster
Karl-Marx-Str. 5
Bad Elster, DDR-9933

KAISER, G., OMR Dr. med.
Staatsbäder Bad Brambach — Bad Elster
Straße d. DSF 6
Bad Elster, DDR-9933

KOB, D., MR Prof. Dr. sc. med.
Klinik und Poliklinik für Radiologie
der Friedrich-Schiller-Universität Jena
Bachstr. 18
Jena, DDR-6900

KOMOTO, Y., Prof. Dr. med.
Institute for Environmental Medicine
Okayama University Medical School
Misasa, Tottori 682-02, Japan

MORINAGA, H., Prof. Dr. med.
Institute for Environmental Medicine
Okayama University Medical School
Misasa, Tottori 682-02, Japan

OELSSNER, W., Prof. Dr.
Richard-Wagner-Straße 15
Holzhausen, DDR-7124

SCHÜTTMANN, W., OMR Prof. Dr. med. habil.
Öseler Straße 17
Berlin-Biesdorf, DDR-1141

STRABURZYŃSKI, G., Prof. Dr. med. habil.
Instytut Balneoklimatyczny
ul. Szamarzewskiego 84
60-569 Poznań/VR Polen

TAUCHERT, D., Dipl.-Chem.
Staatsbäder Bad Brambach — Bad Elster
Straße d. DSF 6
Bad Elster, DDR-9933

VULPE, B., Dipl.-Med.
Staatsbäder Bad Brambach — Bad Elster
Straße d. DSF 6
Bad Elster, DDR-9933

WATZNAUER, A., Prof. Dr.
Karl-Marx-Stadt
Dieselstr. 8
Karl-Marx-Stadt, DDR-9031

ZIELKE, A., OMR Dr. med. †
Forschungsinstitut für Balneologie und Kurortwissenschaft Bad Elster
Endersstr. 5
Bad Elster, DDR-9933

ZIELSTELLUNGEN UND ANLIEGEN DES SYMPOSIUMS

H. JORDAN

Das nunmehr 75jährige Bestehen des Radonbades Bad Brambach war uns ein ebenso willkommener wie gebührender Anlaß, zu einem wissenschaftlichen Symposium über die Radontherapie einzuladen, welches ich heute zu eröffnen die Ehre und das Vergnügen habe. Ich darf Sie alle, die Sie die Möglichkeit gefunden haben, unserer Einladung Folge zu leisten, hier im Radonbad Bad Brambach auf das herzlichste willkommen heißen und Ihnen und uns allen einen erfolgreichen Verlauf sowie einen angenehmen Aufenthalt in dieser kleinen, aber im Hinblick auf ihre Kurmittel für die DDR einmaligen Kureinrichtung im südlichsten Zipfel der Deutschen Demokratischen Republik wünschen.

Ich freue mich, daß so viele Gäste aus dem In- und Ausland die Umstände einer Reise nach hier nicht gescheut haben, um diese Veranstaltung mitgestalten zu helfen.

Eine ganz besondere Freude und Ehre für uns ist es, unter unseren Gästen den Präsidenten der Sächsischen Akademie der Wissenschaften zu Leipzig, Herrn Prof. Dr. BAHNER/Berlin begrüßen zu können sowie auch den Leiter der Kommission für Spezielle Umweltprobleme dieser Akademie, Herrn Prof. DÖRTER/Halle, und einige weitere Mitglieder dieser Kommission. Leider ist der Rektor der Bergakademie Freiberg, Magnifizenz Prof. EMONS, durch Krankheit verhindert, an unserer Tagung persönlich teilzunehmen. Ich darf alle Mitglieder dieser Akademie, besonders die mit Bad Brambach enger verbundenen Herrn Professoren BUCHHEIM, WATZNAUER und FRÖHLICH, mit Freude in unserer Mitte willkommen heißen.

Nicht zuletzt gilt ein besonderer Gruß dem Vorsitzenden der Gesellschaft für Physiotherapie der DDR, Herrn Prof. CONRADI/Berlin, sowie den anwesenden Mitgliedern des Vorstandes dieser Gesellschaft.

Ein besonders herzliches Willkommen darf ich allen unseren Gästen aus dem Ausland entbieten. Ich begrüße unsere Freunde und Kollegen vom Zentralinstitut für Kurortologie und Physiotherapie in Moskau, Frau Prof. GRIGORJEWA und Herrn Dr. ANDREJEW, mit denen uns eine schon viele Jahre bestehende Tradition und Zusammenarbeit verbindet. Der internationale Charakter des Symposiums wird durch namhafte Delegierte und Fachvertreter aus der ČSSR, der VR Polen, Ungarn, Bulgarien und Rumänien, aus Österreich, der Bundesrepublik Deutschland und aus Japan besonders unterstrichen.

Sehr verehrte Anwesende! In der Vorbereitungsarbeit zu dieser Jubiläumsveranstaltung hat der unvermutete Tod unseres Kollegen OMR Dr. ZIELKE/Bad Brambach eine unausfüllbare Lücke gerissen. Viele von Ihnen wissen, daß Herr ZIELKE viele Jahre lang in Bad Brambach und zuletzt in Bad Elster in leitender Funktion tätig war und zur wissenschaftlichen Fundierung der Radontherapie in der DDR, speziell bei der Bekämpfung der entzündlich-rheumatischen Erkrankungen, Wesentliches beigetragen hat. Es ist mir ein verpflichtendes Anliegen, seiner an dieser Stelle in Dankbarkeit und in

Achtung vor seiner Leistung als Fachrheumatologe, als balneologischer Wissenschaftler, am Krankenbett und im Kollegenkreis ehrend zu gedenken.

Meine Damen und Herren!

Dieses Symposium ist nicht nur als eine Pflichtübung oder gar nur als eine Verbeugung aus historischem Respekt der beiden Staatsbäder Bad Brambach — Bad Elster und des Forschungsinstituts für Balneologie und Kurortwissenschaft Bad Elster zu bewerten. Es ist auch — und sogar originär — das wissenschaftliche Anliegen einer Arbeitsgruppe der Sächsischen Akademie der Wissenschaften zu Leipzig (SAW) und in engster Verbindung damit — weitgehend sogar in Personalunion — der Bergakademie Freiberg (BAF). Diese Arbeitsgruppe, unter der Aufgabenbezeichnung „Strukturprobleme und Umweltaspekte des Wassers, insbesondere der therapeutisch nutzbaren Wässer im Süden der DDR", kooperiert mit den beiden Institutionen in Bad Elster seit vielen Jahren.

Die Zielstellungen unseres heutigen Symposiums „75 Jahre Radontherapie in Bad Brambach — geowissenschaftliche Voraussetzungen, medizinische Ergebnisse und Probleme" hätten ohne eine solche Zusammenarbeit dieser Arbeitsgruppe, die deshalb auch eine Außenstelle der Sächsischen Akademie in Bad Brambach unterhält, nie erreicht werden können. Diese Kooperation setzt eine historisch gewachsene (HIERSEMANN [3]) Interessenslinie der SAW und der BAF — wenn auch mit fast selbstverständlichen zeitlichen und inhaltlichen Diskontinuitäten — fort, die sich die Bergakademie Freiberg bereits zu Anfang unseres Jahrhunderts im Interesse dieser therapeutisch nutzbaren Wässer im sächsischen Raum angelegen sein ließ. Denn wohl kaum in einem zweiten Bereich der Medizin dürften Interdisziplinarität und Aufeinanderangewiesensein von Physik, Geowissenschaften und Medizin so zwingend hervortreten wie gerade auf dem Gebiet der Therapie mit radioaktiven Mineralwässern.

Das Dreivierteljahrhundert einer medizinischen Tradition der Nutzbarkeit radiologischer Faktoren unter Verwendung natürlich vorkommender Substrate für die Therapie, das wir heute überblicken möchten, ist freilich zu keiner Zeit unangefochten gewesen von Zweiflern an seinem theoretischen Konzept und auch nicht von Skeptikern gegenüber den mitgeteilten Heilerfolgen. Und wo stehen wir Heutigen? Vermögen wir noch voll jenen Enthusiasmus zu teilen, der aus den Schlußworten des Freiberger Geohydrologen Prof. F. SCHUMACHER 1936 [5] anläßlich eines Überblicks über die radioaktiven Heilwässer unseres Raumes spricht: — ich zitiere — „Der außerordentliche Aufschwung der auf ihnen (ergänzt: den radioaktiven Wässern) gegründeten Bäder läßt daher erwarten, daß sie dank der ihnen innewohnenden Heilkräfte sich in immer steigendem Maße zu einem wahren Jungbrunnen für die leidende Menschheit entwickeln werden" (a. a. O. S. 125)? Solche Vorstellungen entsprachen noch ganz den Erwartungen und Hoffnungen der Entdecker und Erstbeschreiber unserer Brambacher Heilwässer, den Freiberger Professoren WEIDIG und SCHIFFNER 1912, obschon WEIDIG, soweit wir unterrichtet sind, tragischerweise selbst zu den Opfern zu zählen ist, welche die Erforschung dieser neuen Naturkraft, der Radioaktivität, für die Medizin forderte. Prof. GUDZENT, 1913 als Internist in Berlin habilitiert, vertrat 1927 [2] die Lehrbuchmeinung: (Zitat:) „Es läßt sich heute mit voller Gewißheit sagen, daß die radioaktiven Stoffe bei innerlicher Darreichung bessernde und heilende Wirkung auf eine Gruppe vornehmlich chronisch verlaufender Krankheiten ausüben." Als Beispiele nennt er die Gicht, den chronischen Gelenk- und Muskelrheumatismus, Neuralgien und Neuritiden, aber beispielsweise auch die Tabes dorsalis, nicht näher bezeichnete chronische Eiterungen und Entzündungen, chronisch entzündliche Erkrankungen der Sexualorgane, Psoriasis, Sklerodermie, Myokarditiden, Herzneurosen und Arteriosklerosen der Gefäße (a. a. O., S. 20).

Dies scheint ein reichlich farbig geratenes Diagnosenspektrum zu sein. Aber sollten wir nicht dennoch heute ernstlich fragen dürfen, ob sich nicht vielleicht doch ein gemeinsamer Nenner finden ließe, der die Vielfalt der beobachteten Besserungen oder gar Heilungen — an deren realer Existenz wir hier zunächst gar nicht zweifeln wollen — erklären und somit zu begründen vermöchte? Genügt dazu die Erkenntnis und Detailkenntnis von Zelldestruktionen bzw. Repair-Leistungen der Zelle in Abhängigkeit von der absorbierten Strahlungsmenge? Wie umfassend kann ein solcher Reparaturprozeß sein, wie weit vermag er sich im Organismus auszubreiten und positive integrierte humorale Antwortleistung am Gesamtorganismus auslösen? Kennen wir die Bedeutung intermediärer Prozesse und deren Reichweite genau genug, wie sie z. B. die moderne „Transducerphysiologie" [1] studiert, von denen wir heute schon wissen, daß sie nicht nur schlicht „kausale Reaktionen" auf spezifische externe Reizeinwirkungen, sondern eigenständige Leistungen, sozusagen „Neuerfindungen" der Zelle hinsichtlich Sensibilität, Anpassungsfähigkeit und Miniaturisierung ad hoc darstellen? Haben wir es vielleicht gerade bei der Radontherapie mit solchen „Eigenerfindungen" der Zelle zu tun?

Mit dem Begriff „Miniaturisierung" wäre auch die schon von GUDZENT [2] geäußerte Beobachtung berührt, daß bei Einwirkung radioaktiver Substanzen — ich zitiere: „am geeigneten Objekt die Regel in Erscheinung tritt, daß kleinere Dosen anregend, fördernd, große Dosen hemmend und zerstörend auf die Lebensvorgänge wirken" (a. a. O. S. 71). Der Sachverhalt wäre damit nicht mehr nur auf das Postulat der ARNDT-SCHULZEschen Regel bzw. auf das WILDERsche Ausgangswertgesetz beziehbar! Wir müßten dazu aber wissen, was sind „kleine", wie breit ist der Spielraum „mittlerer", und oberhalb welcher Grenze müßten oder dürften wir von „großen" Dosen sprechen? Ich erinnere daran, daß gerade die Ubiquität und die großen qualitativen Differenzen der sogenannten physikalischen Mikroenergien, die uns heute ebenso unaufhörlich wie unmerklich beeinflussen, Fragen genug offenlassen, inwieweit es sich hier um pathogene oder eben auch sogar förderliche Umweltreize handelt.

Und eine letzte problematische Bemerkung: Sind wir mit derartigen Betrachtungen nicht schon im Problembereich jener „Relativitätstheorie der Medizin" angekommen, die WILDER, der Schöpfer des „Ausgangswertgesetzes", als notwendig für ein letztes Verständnis seiner „stimulus-response"-Theorie hielt (WILDER [6], siehe dazu JORDAN [4])? Ich glaube, daß wir in der diesbezüglichen Forschung nicht bei den quantitativen Aspekten stehen bleiben können. Es ist die Adaptabilität jeder lebenden Substanz sowohl an den „stimulus" als auch an die „response", die hier den naturforschenden Blickwinkel vergrößern muß. Die chronobiologische Betrachtungsweise der Strahlenwirkung — sei sie nützlicher oder schädlicher Art — wird deshalb wesentlich vertieft werden müssen; von ihr erwarte ich persönlich die entscheidende Bereicherung unserer diesbezüglichen Kenntnisse.

Verehrte Anwesende, ich hege nicht die Erwartung, daß unser Symposium befriedigende oder gar bindende Antworten auf diese Fragen finden wird. Auf alle Fälle müssen wir aber zu einer konkreten Übereinkunft darüber kommen, ob wir als Ärzte ein Bekenntnis zur Nützlichkeit der Radontherapie ablegen können oder uns dem Spruch einiger Physiker zu beugen haben, die Radontherapie sei völlig abzulehnen, weil sie nur

Schaden stiften, aber keinen Nutzen bringen könne. Diese Frage ist insbesondere unter dem Aspekte zu entscheiden, daß die allgemeine Exposition der Menschheit gegenüber ionisierender Strahlung ständig im Wachsen begriffen ist. Wir müssen diese Entscheidung nicht nur gegenüber unseren Patienten, sondern auch ebenso sehr, wenn nicht noch mehr, gegenüber unseren therapeutischen Mitarbeitern verantworten können!

Ich hoffe, wir werden eine Reihe neuer Kenntnisse erfahren und auch Erkenntnisse gewinnen, die uns eine solche Stellungnahme und Entscheidung erleichtern können. Unsere abschließende Forumdiskussion wird und muß, meine ich, einen Statement-Charakter tragen. Das ist mein Anliegen als wissenschaftlicher Leiter dieser unserer Zusammenkunft. Ich darf abschließend besonders allen denjenigen danken, die zum Gelingen der zugrunde liegenden Absicht durch aktive Leistung beizutragen gedenken; mein Dank schließt aber auch alle Mitarbeiter der Staatsbäder ein, die sich redlich bemüht haben, unserer Versammlung einen würdigen und ansprechenden Rahmen zu geben.

Damit sei unser Symposium „75 Jahre Radontherapie in Bad Brambach — Geowissenschaftliche Voraussetzungen — Medizinische Ergebnisse und Probleme“ eröffnet.

Literatur

[1] Delbrück, M.: Ein Physiker betrachtet erneut die Biologie — zwanzig Jahre später. Wiss. Welt 1970, Nr. 6, S. 15—18.

[2] Gudzent, Fr.: Die Radiumtherapie — Methoden und Aussichten. In: Medizin. Praxis. Sammlung f. ärztliche Fortbildung. Hrsg. v. L. R. Grote, A. Fromme u. K. Warnekros, Bd. V. Th. Steinkopff, Dresden u. Leipzig 1929.

[3] Hiersemann, L.: Die Herausbildung technischer Bildungseinrichtungen in Leipzig im 18. und 19. Jahrhundert. In: Wissenschafts- und Universitätsgeschichte in Sachsen im 18. und 19. Jahrhundert — nationale und internationale Wechselwirkung und Ausstrahlung. Hrsg. i. A. d. Sächs. Akad. d. Wiss. z. Leipzig v. K. Czok. Abh. d. Sächs. Akad. d. Wiss. z. Leipzig. Philolog.-histor. Kl. Bd. 71, H. 3. Akademie-Verlag, Berlin 1987.

[4] Jordan, H.: „Basimetry“: Ansätze einer chronotherapeutischen Urteilsbildung. Sitz.-Ber. d. Sächs. Akad. d. Wiss. z. Leipzig. Math.-naturwiss. Kl. Bd. 119, H. 4. Akademie-Verlag, Berlin 1987.

[5] Schumacher, F.: Über die Geologie der radioaktiven Quellen des Erzgebirges und ihre Beziehungen zu den radioaktiven Mineralien und Gesteinen. Balneologe 3 (1936) 115—125.

[6] Wilder, J.: Stimulus and Response. The Law of Initial Value. John Wright & Sons Ltd., Bristol 1967.

75 JAHRE RADONTHERAPIE IN BAD BRAMBACH

G. KAISER

Zwei Anlässe sind es, die Ärzte und Naturwissenschaftler heute hier in Bad Brambach zusammenführen:

— das 75jährige Jubiläum unseres Radonbades und
— das über drei Jahrzehnte reichende Bemühen um eine wissenschaftlich begründete Radontherapie, worin ich den Schutz unserer ortsgebundenen natürlichen Heilmittel mit einbezogen sehen möchte.

In meinem einleitenden Vortrag will ich versuchen, dem Jubiläum unserer Kureinrichtung Rechnung tragend, die Entwicklung des Radonbades zu umreißen, was nach meinem Verständnis eine Auseinandersetzung mit der eigenen Geschichte beinhaltet sowie unsere Leistungen unter besonderer Berücksichtigung der wissenschaftlichen Aktivitäten während der letzten 30 Jahre darstellen. Die mineralischen Quellen, die den Ruf Brambachs begründeten, sind schon lange bekannt. Schon vor 200 Jahren wurde im Röthenbachtal ein sogenannter „Säuerling" von den Einwohnern geschöpft und wegen seines Wohlgeschmacks und seiner erfrischenden Wirkung getrunken.

Die ersten wissenschaftlichen Untersuchungen des Brambacher Quellengebietes erfolgte durch W. A. LAMPADIUS, Professor der Chemie und Hüttenkunde an der Bergakademie Freiberg. Im August 1812 untersuchte er die Brambacher Mineralwässer auf ihre besonderen mineralischen Eigenschaften und auch auf ihren Wert als Heilquellen.

Trotz des günstigen Ergebnisses der wissenschaftlichen Untersuchung und Anerkennung des Brunnens als Heilquelle wurde das Brambacher Quellengebiet lange Zeit hindurch nicht genutzt. Erst 1890 begann eine systematische Nutzung der Mineralquellen, zunächst durch den Landwirt Christian SCHÜLLER, der das Wasser der heutigen „Eisenquelle" als Tafelwasser unter dem Handelsnamen „Schüller-Quelle" auf den Markt brachte. Ein Kuriosum ist, daß sein Vater, der diese Quelle 1860 beim Torfstechen entdeckt hatte, diese anfangs wieder zugeschüttet hatte, um die Wiese vor den wasserholenden Einwohnern und Besuchern zu schützen.

SCHÜLLER hatte auch in der Nähe der Quelle eine bescheidene Badeanstalt zur Abgabe von Kohlensäurebädern errichtet sowie ein Haus für Sommergäste bauen lassen.

Als Christian SCHÜLLER der Mineralwasserversand zuviel Arbeit machte, verpachtete er sein Unternehmen an den Kaufmann Franz KLINKERT. Der Pächter Franz KLINKERT beschickte im Jahr 1905 die Internationale Kochkunst- und Fachausstellung für das Gastgewerbe zu Leipzig mit seinem Tafelwasser und erhielt in Anerkennung vorzüglicher Leistungen — das Mineralwasser wurde damals schon durch eine Anlage enteisent — überraschend eine Goldmedaille und den Ehrenpreis der Stadt Leipzig.

Der Absatz des Brambacher Tafelwassers steigerte sich dadurch weiter, so daß in den Jahren 1906/07 zwei neue Mineralquellen erbohrt werden mußten („Sprudel I und II"), deren Wasser nachmalig unter dem Namen „Brambacher Sprudel" in den Handel kam.

Im Jahre 1908 ging der Geschäftsbetrieb an eine Gesellschaft mit beschränkter Haftung über. Die Brambacher Sprudel-G.m.b.H. kaufte Gelände auf und erschloß neue Quellen. Der Wasserversand nahm für die damaligen Verhältnisse einen ungeheueren Aufschwung, denn schon im Jahr 1912 wurden bereits über 2 Millionen Flaschen versandt, ein Zeichen dafür, daß das Tafelwasser in kurzer Zeit große Beliebtheit erlangt hatte.

Durch die systematische Erforschung der radioaktiven Wässer Sachsens, die der Freiberger Wissenschaftler, Professor (für Hüttenkunde, Elektrometallurgie und Probierkunde) Carl Schiffner, im Auftrag des königlich-sächsischen Finanzministeriums ab 1908 durchführte, wurden die Ziele der Brambacher Sprudelgesellschaft, die bisher nur den Versand des Tafelwassers betrieb, in ganz andere Bahnen gelenkt. Er hatte nämlich im Oktober 1909 an einer Quelle der Brambacher Sprudelgesellschaft eine auffallend starke Radioaktivität festgestellt.

Als die Brambacher Sprudelgesellschaft im Frühjahr 1911 das Wasser ihrer frischgefaßten „Neuen Quelle“, das man für die Erweiterung des Mineralwasserversandes nutzen wollte, chemisch untersuchen lassen mußte, veranlaßte sie zugleich auch die Messung der Radioaktivität dieser Quelle, da sie in unmittelbarer Nähe von verschiedenen Mineralquellen austrat, die von Weidig als hervorragend radioaktiv erkannt worden waren. Die chemisch-radiologischen Untersuchungen, die von Fresenius und Czapski (beide Wiesbaden) an dieser besonderen Quelle durchgeführt wurden, fanden im April 1911 statt. Die Radioaktivität war nämlich so hoch, daß die Bestimmung zunächst gar nicht durchgeführt werden konnte, als Fresenius am 17. März 1911 an Ort und Stelle weilte. Dr. Czapski führte am 7. April 1911 die Bestimmung der Radioaktivität der Quelle mit Hilfe des damals gebräuchlichen Fontaktoskopes aus und stellte die Emanation zu 2270 Mache-Einheiten im Liter fest, das war das 3,78fache der seinerzeit als stärkste radioaktive Quelle bekannten Wernerlaufquelle in Joachimsthal in Böhmen.

In einer 1911 in der Zeitschrift für öffentliche Chemie erschienenen Arbeit heißt es, „... daß es sich in dem behandelten Gebiet um eine Zone reichster Radioaktivität handelt; denn Wässer mit mehr als 1000 Mache-Einheiten (M. E.), die im allgemeinen schon eine Seltenheit darstellen, bilden hier nahezu den Durchschnitt. Ganz hervorragend und alle bisher bekannt gewordenen natürlichen Quellen weit übertreffend, ist jedoch der Emanationsgehalt der sogenannten ‚Neuen Quelle‘, welche nach mehreren und zu verschiedenen Zeiten vom Verfasser angestellten Messungen eine Radioaktivität von rund 2000 M. E. besitzt. Wertvoller wird dieses Ergebnis für Trink- und Badezwecke noch durch den gleichzeitigen reichen Eisen- und Kohlensäuregehalt. Diese Quelle stellt etwas Einzigartiges dar ...“.

Es folgten langwierige Verhandlungen mit der sächsischen Staatsregierung, die keinen Konkurrenten für Bad Elster wünschte — Bad Elster war ja seit 1848 königlich-sächsisches Staatsbad — und deshalb kein Interesse an der Entwicklung von Bad Brambach hatte.

Im März 1912 mußte der Brambacher Sprudelgesellschaft auf Grund des allgemeinen Berggesetzes vom 31. 8. 1910 doch die Erlaubnis zur gewerbsmäßigen Verwertung der Quellen zu Trink-, Bade- und sonstigen Heilzwecken erteilt werden. Allerdings war diese mit der Bedingung verknüpft, daß täglich eine bestimmte Wassermenge der Wettinquelle — so hieß die „Neue Quelle“ seit 1912 — kostenlos an das Staatsbad Bad Elster abgetreten wird. Von den etwa 5500 Litern, die diese Quelle täglich schüttete, wurde seinerzeit ein Drittel in eigens dazu erbauten Gefäßen auf Lastwagen täglich nach

Bad Elster gefahren, wo sie mit einem Verlust von etwa 700 M. E. ankam. Hier wurde im Brunnentempel der Marienquelle ein Ausschank eingerichtet, wo man sich für 15 Pfennig ein Glas Brambacher Wettinquelle kaufen konnte. Außerdem wurde ein Emanatorium für die Benutzung der stärksten Radiumquelle der Welt neu angelegt. Einem Prospekt aus dieser Zeit entnehmen wir folgendes bezeichnendes Zitat: „Der Radiumbrunnen bedeutet für Bad Elster ein geradezu epochales Ereignis. Er ist ein neuer, unendlich wertvoller Hilfsfaktor, welcher vielen an Gicht und Rheumatismus schier unheilbar Erkrankten in der Hand des Arztes eine für ihre ferne Gesundheit durchaus günstige und hoffnungsvolle Perspektive eröffnet."

Um Voraussetzungen für den Badebetrieb zu schaffen, baute die Sprudelgesellschaft die bisher als Gastwirtschaft betriebene „Sommerfrische zur Schüllerquelle" eilends aus und errichtete darin die ersten Badezellen.

Damit konnte am 1. Mai 1912 in dem inzwischen in „Einkehrhaus" umbenannten Gebäude der erste geregelte, ärztlich beaufsichtigte Badebetrieb aufgenommen werden. Dieser Tag war die eigentliche Geburtsstunde von Bad Brambach als Radonbad.

Am 10. August des gleichen Jahres wurde das „Bosehaus" (das heutige „Fritz-Rödiger-Haus") als zweites Kurhaus feierlich seiner Bestimmung übergeben, es folgte 1913 das „Weidighaus". Der bald folgende Erste Weltkrieg mit all seinen schlimmen Auswirkungen verhinderte zunächst jede weitere Entwicklung des jungen Heilbades. Bemerkenswert ist aber, daß der Ort bereits 1922 die amtliche Bezeichnung Bad führen durfte.

Im Jahre 1926 wurde das Füllgebäude des Brambacher Sprudels auf die Südseite der Bahnlinie verlegt, damit wurde gleichzeitig die vorteilhafte Trennung zwischen Mineralwasserversand und Kurbetrieb vollzogen mit deutlicher Abgrenzung des Kurbereiches. Im gleichen Jahr wurde das Radium-Kurhotel, das heutige „Vogtlandhaus", eröffnet, das in den Jahren 1927 bis 1928 erweitert und mit dem „Einkehrhaus" verbunden wurde.

Die Anzahl der offiziell registrierten Gäste stieg von 700 im Jahre 1924 auf 3000 im Jahre 1929.

Wie die Brambacher Radiumkuren seinerzeit durchgeführt und verordnet wurden, erläutert der in Deutschland und Amerika approbierte Arzt Dr. med. PETERSON, der 1919 bis 1922 in Bad Brambach als Badearzt wirkte, in seiner in Bad Brambach 1928 gedruckten und verlegten Schrift mit dem bezeichnenden Titel „Brambacher Radiumkuren auf der Grundlage moderner Radium- und Lebenswissenschaft". Gleich in der Einleitung schrieb er: „Nach der Entdeckung des Radiums und seiner Zerfallsprodukte war dem Brunnengeiste der geheimnisvolle Schleier genommen, und man war nunmehr imstande, dieses in seiner Erkenntnis neue und wunderbare Heilmittel ‚richtig' zu gebrauchen, ‚richtig' in der Dosierung und ‚richtig' für den jeweiligen Krankheitsfall". Daß Zweifel an dieser Feststellung mehr als berechtigt sind, beweist ein Blick auf die unwahrscheinlich breit gefächerten Heilanzeigen und die recht heroische Dosierung der Radontherapie. So erhielt ein $2^1/_2$jähriges Kind mit Rachitis in der Zeit vom 11. April bis zum 28. September 1920 täglich Radiumbäder, nächtliche Radiumumschläge und andere nicht unbedenkliche Prozeduren.

Folgende Anwendungen und Kurmittel waren damals üblich: Tägliche Einatmung der Radium-Emanation über 1 bis 2 Stunden, Radiumwasser-Trinkkuren (täglich 3 bis 5 Portionen zu 250 cm²) und schließlich die Radiumwasser-Badekur (160 M. E.) mit unverstärktem oder verstärktem (d. h. unter Zugabe von 20 bzw. 40 l Wettinquelle = 750 M. E./l) Badewasser. Die Badedauer betrug bis zu 35 Minuten, gebadet wurde in der Regel täglich. Wer es sich leisten konnte, blieb mehrere Monate im Kurort. Aus den alten Kurlisten ist zu ersehen, daß damals fast nur Angehörige der besitzenden Klassen einen Aufenthalt in Bad Brambach bezahlen konnten.

Während die Badefrauen bei einer 10- bis 13stündigen Arbeitszeit 1933 wöchentlich 10 bis maximal 15 Reichsmark verdienten, hatte sich das Kapital der Gesellschafter der Sprudel-G.m.b.H. in fünf Jahren mehr als verdoppelt.

Im Jahre 1933 erhielt der Ort auf Grund der Salzuflener Beschlüsse die amtliche Bezeichnung „Radiumbad Bad Brambach", diese wissenschaftlich nicht korrekte Benennung wurde bis 1963 beibehalten.

Im Jahre 1935 wurde die Festhalle, in der wir uns befinden, mit einem internationalen ärztlichen Fortbildungskurs zur Thematik „Gicht, Rheuma und Aufbrauchkrankheiten" eingeweiht, auf der auch Probleme der Radium-Schwachtherapie und der radioaktiven Quellenforschung mit auf der Tagesordnung standen. Inzwischen hatten sich bereits wesentliche Indikationen für eine Radontherapie herauskristallisiert und für diese wurden strenge Indikationsstellungen, richtige Dosierung und technisch einwandfreie Applikation gefordert. Auch auf die kumulative Wirkung selbst kleinster Strahlenmengen und damit verbundenen Gefahren im generationsfähigen Alter war bereits hingewiesen worden.

Einer anderen großen Gefahr war man sich unter den Teilnehmern wie auch unter breiten Kreisen des deutschen Volkes damals offensichtlich noch nicht bewußt oder wollte diese zumindest nicht wahrhaben, das war die Gefahr, die vom Faschismus ausging, der seit 1933 an der Macht war. Der Amtsleiter im Außenpolitischen Amt der Reichsleitung der NSDAP hat in seiner Schlußansprache jedenfalls in nicht zu übertreffender Demagogie von der Freiheit von Forschung und Lehre im nationalsozialistischen Deutschland gesprochen, um dann in menschenverachtender Weise hinzuzufügen: „Wir sind zutiefst der Überzeugung, daß die Völkische Gemeinschaft alles, der einzelne aber nichts ist."

Diese Kräfte der finstersten Reaktion haben auch nach ihren eigenen Worten die Arbeit der deutschen Balneologie einheitlich ausgerichtet, ausschließlich im Dienste jenes gesunden Lebensrhythmus, den der Nationalsozialismus als Voraussetzung für deutsche Wehrhaftigkeit erkannt hat.

In Bad Brambach wurde 1936 das „Weidig-Haus" umgebaut und wesentlich erweitert zum Radium-Kurhof (jetzt Sanatorium „Joliot-Curie") und in den Jahren 1937 bis 1938 noch ein Erholungsheim errichtet, aber nur kurzzeitig genutzt, um dann für den vorausgeplanten Zweck als Kriegslazarett Verwendung zu finden.

Nach der Befreiung des deutschen Volkes vom Faschismus begann auch ein historisch neuer Abschnitt in der Entwicklung von Bad Brambach. Bad Brambach wurde zu einem Bad der Werktätigen, deren kostenlose medizinische Behandlung und Betreuung von nun an die Tätigkeit der Mitarbeiter der Kureinrichtung bestimmte. In den ersten Jahren nach 1945 diente das Bad zunächst der Sowjetarmee als Sanatorium, und die Soldaten, Offiziere und Generale der Roten Armee fanden hier Erholung und Genesung. Durch den Volksentscheid im Land Sachsen im Sommer 1946 wurden auch die Gebäude und Anlagen der Sprudel-G.m.b.H. in Volkseigentum überführt. Am 26. 2. 1947 — also vor 40 Jahren — wurde im damaligen Sächsischen Landtag das „Gesetz zur Sicherstellung von Kurbädern und Erholungsstätten für die Werk- und Berufstätigen" einmütig beschlossen.

Damit waren auch die Weichen gestellt für die Umwandlung von Bad Brambach in ein Volksheilbad.

Im Gründungsjahr der DDR (1949) konnten die ersten 452 werktätigen Patienten unseres Landes von der Sozialversicherung zur Kur nach Bad Brambach verschickt werden.

Am 1. Mai 1957 — dieser denkwürdige Tag jährte sich heuer zum 30. Male — wurde das gesamte Bad von der Sowjetunion an das Ministerium für Gesundheitswesen der DDR übergeben. Dieses Datum gilt seitdem zu Recht als Gründungstag des Staatlichen Radonbades Brambach.

Nachdem bereits von den sowjetischen Genossen größere bauliche Veränderungen und Modernisierungsarbeiten ausgeführt worden waren, wurden in den nächsten Jahren die balneotherapeutischen Anlagen überholt und vervollkommnet, umfangreiche Rekonstruktions- und Werterhaltungsarbeiten an den Sanatorien durchgeführt und die erforderlichen Voraussetzungen für die Umwandlung und Profilierung der ehemaligen Sommerfrische in einen modernen Kurort mit ganzjährigem Kurbetrieb geschaffen.

Dazu mußten vor allem die diagnostischen und therapeutischen Möglichkeiten erweitert und den Indikationsgebieten angepaßt werden, aber auch die Bedingungen für die Versorgung und die kulturelle Betreuung der Kurpatienten verbessert werden.

Der Arbeiter-und-Bauern-Staat förderte den Ausbau der Kureinrichtungen in Bad Brambach großzügig, so daß die Anzahl der jährlich betreuten Kurpatienten bald auch über 7000 anstieg. Seit 1966 stehen die beiden benachbarten Staatsbäder Bad Brambach und Bad Elster unter einer gemeinsamen Leitung. Die Vereinigung ist geradezu charakteristisch für unsere sozialistischen Verhältnisse, denn aus den beiden früheren Konkurrenten in der kapitalistischen Ära wurden damit Partner, die sich in sozialistischer Gemeinschaftsarbeit dem gemeinsamen Ziel stellen, die Werktätigen unserer Republik und deren Familienangehörigen stabil mit qualifizierten Heilkuren zu versorgen.

Heute werden in den Staatsbädern Bad Brambach — Bad Elster rund 20% aller Heilkuren unseres Landes für Erwachsene durchgeführt. Im vergangenen Jahr wurden 8410 Kurpatienten in Bad Brambach behandelt, wofür 90200 Radonbäder und über 150000 physiotherapeutische Leistungen bereitgestellt worden sind.

Die Heilkur in Bad Brambach stellt eine komplexe medizinische Behandlung dar, die auf die ortsgebundenen natürlichen Heilmittel aufbaut und durch vielfältig erprobte physiotherapeutische und andere medizinische Maßnahmen vervollständigt wird. In der komplexen Kurorttherapie, wie wir sie zur Zeit in Bad Brambach betreiben, nimmt die Badekur, wozu die Wässer der Oberen und Unteren Grenzquelle sowie der Wiesenquelle appliziert werden, eine zentrale Stellung ein. Sie wird durch die Trinkkur ergänzt. Inhalationstherapie (Radoninhalationen) in Form des Aufsuchens der Einatmungshalle (der sogenannten Emanation) führen wir wegen der unkontrollierten Aufnahme von Folgeprodukten schon seit Jahrzehnten nicht mehr durch.

Anliegen unserer Ärzte und Naturwissenschaftler war und ist es, die empirische Kurorttherapie zu verlassen und unsere Therapie im Kurort mehr und mehr auf wissenschaftlicher Grundlage zu betreiben, wobei das verantwortungsbewußte Abwägen von möglichst hoher Effektivität einerseits und möglichst geringem Risiko der Therapie für den Kurpatienten andererseits oberstes Prinzip sein muß.

Dieses Ziel bestimmte auch den Inhalt der wissenschaftlichen Arbeit in unserer Kureinrichtung während der vergangenen 30 Jahre, wobei wir stets auf leistungsfähige Kooperationspartner angewiesen waren, und die wir zu unserem Glück eigentlich auch immer für die verschiedensten Fragestellungen gefunden haben.

Bereits in den 50er Jahren wurden im Auftrag der Leitung des damaligen Radonbades von der Bergakademie Freiberg, der Staatlichen Untersuchungsstelle für Strahlenhygiene und der Staatlichen Zentrale für Strahlenschutz in Berlin Untersuchungen zu den naturwissenschaftlichen Grundlagen der Kur auf Radonbasis durchgeführt. Fragen der Meßtechnik, Probleme der Strahlenschutzhygiene und exakte Analysen der therapeutisch genutzten Quellen interessierten damals besonders.

Klinische Untersuchungen zur Wirksamkeit der Brambacher Kuren für die Indikationsgebiete „Herz-Kreislauf" und „Bewegungsapparat" wurden angeregt und gefördert durch Direkteinweisungsvereinbarungen mit profilierten Fachkliniken und Universitäten, Medizinischen Akademien sowie Einrichtungen der Akademie der Wissenschaften der DDR. So wurde 1967 gemeinsam mit der Medizinischen Klinik der Medizinischen Akademie „Carl Gustav Carus" Dresden nach Auswertung von 300 Kuren bei Patienten mit arteriellen Durchblutungsstörungen eine Steigerung der Gehleistung bis zu 78% nach einer Radonkur festgestellt.

Auf rheumatologischem Gebiet wird seit 1970 eine kontinuierliche wissenschaftliche Arbeit geleistet, die im Forschungsprojekt „Entzündliche und degenerative Gelenkerkrankungen" eingebunden ist. Sie umfaßt Untersuchungen zur Effektivität unterschiedlicher Kombinationsvarianten von Radon-CO_2-Bädern mit lokaler Thermotherapie mittels Ultraschall oder Kurzwelle bei entzündlich-rheumatischen Erkrankungen (Rheumatoid Arthritis, Bechterewsche Krankheit, Sklerodermie) und degenerativen Gelenk- und Wirbelsäulenleiden, insbesondere Coxarthrose und Lumbalsyndrom.

Langjährige Direkteinweisungspartner sind hier das Medizinisch-Poliklinische Institut der Karl-Marx-Universität Leipzig, das Institut für Physiotherapie der Friedrich-Schiller-Universität Jena, die Universitätshautklinik der Charité und seit 2 Jahren die Orthopädische Klinik der Medizinischen Akademie Erfurt.

Entsprechend der therapeutischen Zielstellung, die bei den entzündlichen Gelenk- und Wirbelsäulenerkrankungen in Schmerzlinderung, Funktionsbesserung und Rückbildung objektiver Entzündungszeichen besteht, wurde ein Testprogramm erarbeitet, das eine Schmerzquantifizierung nach Häufigkeit, Intensität und Anzahl schmerzhafter Regionen, lokale und globale Funktionsmeßwerte und eine Reihe von biochemischen Entzündungsparametern umfaßt. Nach unseren bisherigen Erkenntnissen wird durch eine Radonkur bei drei Viertel der Patienten eine Funktionsverbesserung, bei zwei Drittel eine Verringerung der Schmerzintensität und bei der knappen Hälfte eine objektiv erfaßbare Entzündungshemmung erreicht.

Wie Nachuntersuchungen unserer Direkteinweisungspartner zeigen, ist der funktionelle „Kur-Hafteffekt" ein Jahr nach der Kur weitgehend abgeklungen, wobei die Langzeitergebnisse bei Patienten mit Bechterewscher Krankheit generell günstiger als bei Rheumatoid-Arthritis-Kranken ausfallen.

Noch laufende klinische, biochemische und pyschologische Untersuchungen verfolgen das Ziel, die Differentialindikation zur Balneotherapie auf Radonbasis unter Berücksichtigung von Klassifikationsmerkmalen wie Röntgenstadium, Aktivitätsgrad, Grad der Funktionsminderung und Progredienzgrad bei entzündlich-rheumatischen Krankheiten zu präzisieren.

Mit einer Reihe wissenschaftlich-technischer Fragestellungen befaßt sich unser hiesiges Quellenlabor.

So galten umfangreiche Untersuchungen der Bilanz der in den Heilquellen von Bad Brambach enthaltenen Gase Kohlendioxid und Radon. Dabei wurden vor allem die technologischen Aufbereitungsschritte zur Herstellung von Wannenbädern genau erforscht, die zu einer starken Entgasung und damit zur Denaturierung des Wassers führen. Daraus sind Empfehlungen für bevorstehende Rekonstruktionen abgeleitet worden, um das Wasser in seiner ursprünglichen Beschaffenheit weitestgehend zu erhalten.

Weiterhin wurden Probleme der Herkunft unserer Wässer mit Hilfe von Tritiumbestimmungen in Kooperation mit dem Forschungsinstitut für Balneologie und Kurortwissenschaft Bad Elster und der Bergakademie Freiberg bearbeitet. Diese Untersuchungen ergaben, daß ein großer Teil unseres Quellwassers nicht juvenilen Ursprungs ist, sondern bereits am Wasserkreislauf teilgenommen hat und durchschnittlich 20 Jahre vor seinem Wiederaustritt in der Erde versickert war.

Breit angelegte Untersuchungen laufen im Quellenlabor zur Kontrolle von Langzeitveränderungen einzelner Wasserinhaltsstoffe, um sowohl die wertvollen Bestandteile zu erhalten als auch Verunreinigungen und negative Umwelteinflüsse zu erkennen und auszuschalten.

Seit etwa 15 Jahren befaßt sich unter Quellenlabor auch mit dem Problem der Strahlenbelastung durch Radon bei Patienten und Behandlungspersonal, worüber unser Strahlenschutzbeauftragter selbst noch sprechen wird.

Vor 10 Jahren wurde von der Sächsischen Akademie der Wissenschaften zu Leipzig eine Arbeitsstelle in Bad Brambach eingerichtet. In enger Zusammenarbeit mit unserem Quellenlabor werden hier bestimmte Umweltaspekte, insbesondere der therapeutisch nutzbaren Wässer im Süden der DDR, bearbeitet. Unser Ziel besteht dabei in einer tieferen Kenntnis der Zusammenhänge zwischen Quantität und Qualität der Heilwässer und der diese beeinflussenden Parameter natürlichen und anthropogenen Ursprungs.

All diese wissenschaftlichen Aktivitäten dienen vor allem dem umfassenden Schutz der wertvollen Heilquellen, der nur über die Erhaltung und gezielte Steuerung des gesamten hydrologischen Systems möglich ist.

Dieser kurze Abriß unserer wissenschaftlichen Ergebnisse und Interessen hat wohl auch verständlich gemacht, warum wir über die Radonkur unter den Aspekten geowissenschaftliche Voraussetzungen, medizinische Ergebnisse und Probleme auf unserem Symposium zu Ehren des 75jährigen Bestehens unseres Radonbades mit kompetenten Ärzten und Naturwissenschaftlern des In- und Auslandes diskutieren wollen.

Mir bleibt noch übrig, mich bei unserem langjährigen Chefarzt der medizinischen Abteilung II, Herrn OMR Dr. Zielke, der während seiner Vorbereitungsarbeiten auf dieses Symposium durch den Tod aus unserer Mitte gerissen wurde, und bei unserem Mitarbeiter, Herrn Diplomchemiker Tauchert, für die wertvolle Zuarbeit für meinen Vortrag zu bedanken.

Literatur

[1] Rudau, B.: Radonbad Brambach und seine Heilquellen. (Archivmaterial)

[2] Tauchert, D., u. Stübiger: Zur Entwicklung der Kureinrichtung Bad Brambach. Sächsische Heimatblätter **30** (1948) 1, 17–20.

[3] Schüttmann, W.: Aus den Anfängen der Radontherapie. Z. gesamte inn. Med. **41** (1986) 16, 451–456.

[4] Gudzent, F. (Hrsg.): Gicht, Rheuma, Aufbrauchkrankheiten. Steinkopff, Dresden u. Leipzig 1935.

[5] Peterson, F. W.: Brambacher Radiumkuren auf der Grundlage moderner Radium- und Lebenswissenschaft. A. Welm, Bad Brambach 1928.
[6] Großdeutschlands Heilbäder, Seebäder, Kurorte und Versandheilwässer. Hrsg. v. Reichsfremdenverkehrsverband, 12. Aufl., 1939.
[7] Zielke, A., u. D. Tauchert: 30 Jahre wissenschaftliche Arbeit in Bad Brambach (unveröffentlichtes Manuskript).

Anschrift des Verfassers:

OMR Dr. med. G. Kaiser

Ärztlicher Direktor der Staatsbäder
Bad Brambach — Bad Elster

Straße der Deutsch-Sowjetischen Freundschaft 6
Bad Elster, DDR-9933

ZUR BIOLOGISCHEN WIRKUNG KLEINER STRAHLENDOSEN

W. Oelssner

Wenn zur Geburtstagsfeier eines Radonbades über biologische Strahlenwirkungen zu sprechen ist, dann interessieren vor allem die Wirkungen der α, β- und γ-Strahlen des Radons und seiner Zerfallsprodukte, weiterhin aber auch der in der medizinischen Diagnostik genutzten Röntgenstrahlen und der sekundären kosmischen Ultrastrahlung, auch Höhenstrahlung genannt, die aus dem Weltraum kommend, ständig auf uns niedergeht.

Die α- und β-Strahlen sind Korpuskularstrahlen. Sie bestehen aus sehr schnellen, elektrisch geladenen Teilchen, die ersteren aus doppelt positiv geladenen Heliumkernen, die letzteren aus negativ geladenen Elektronen. Ihrer hohen Geschwindigkeit entsprechend verfügen die α- und β-Strahlen über hohe kinetische Energien.

Die γ-, die Röntgen- und die sekundären kosmischen Ultrastrahlen sind energiereiche Photonenstrahlen, die sich als sehr kurzwellige elektromagnetische Wellen mit Lichtgeschwindigkeit ausbreiten und bei der Emission und Absorption als massenarme Energiepakete, Photonen genannt, in Erscheinung treten.

Beim Auftreffen auf Materie zeichnen sich die Korpuskularstrahlen durch eine von ihrer elektrischen Ladung und ihrer Energie abhängige maximale Reichweite aus. Diese beträgt im menschlichen Gewebe bei den α-Strahlen bis etwa 40 μm und bei den β-Strahlen bis zu 15 mm. Die hier interessierenden Photonenstrahlen werden in Materie energieabhängig exponentiell geschwächt. Sie haben, eine genügend große Energie vorausgesetzt, ein hohes Durchdringungsvermögen, das wir z. B. in der Röntgendiagnostik zur Erzeugung von Schattenbildern nutzen.

Alle Strahlen sind Formen des Energietransports. Entsprechend ist jede Bestrahlung eine Energieübertragung auf ein Objekt, das die Energie durch Absorption aufnimmt. Nur die absorbierte Energie kann wirken. Alle durch das Objekt, also auch durch den menschlichen Körper hindurchgehende oder aus diesem herausgestreute bzw. emittierte Strahlung ist unwirksam.

Die Menge der absorbierten Energie bezeichnen wir als Energiedosis. Ihr Maß ist das Gray (Gy). 1 Gy entspricht 1 Joule pro kg. Bekannter ist die ältere Einheit der Energiedosis, das rad (rd). 100 rd sind 1 Gy. Die Umrechnung von Gy in rd und umgekehrt ist daher sehr einfach. — Leider kann die Energiedosis im Gewebe nicht gemessen werden. Sie läßt sich nur aus der Absorption in anderen Medien indirekt ermitteln.

Die Bestimmung der bei einer Bestrahlung in den einzelnen Geweben und Organen des Körpers wirksam werdenden Energiedosen ist schwierig und oft nur näherungsweise möglich. — Bei Bestrahlungen von außen, z. B. mit Röntgen- oder γ-Strahlen, hängt die räumliche Dosisverteilung vom Abstand von der Strahlenquelle, von der Strahlenqualität, vom unterschiedlichen Strahlenschwächungsvermögen der Gewebe sowie gegebenenfalls von der Lage und Größe der Strahleneinfallfeldes einschließlich der Strahlenkegelrichtung ab.

Bei Bestrahlungen von innen durch Inkorporation eines Radionuklids sind die aufgenommene Aktivität, dessen Verteilung und Verweildauer in den Organen und Geweben, die Halbwertszeit sowie die Reichweite der α- oder β-Strahlen für die räumliche Dosisverteilung maßgebend.

Die Energieübertragung erfolgt auf atomarer bzw. molekularer Ebene als Anregung und Ionisation entlang der Bahnen elektrisch geladener Teilchen, also entlang der Bahnen der α- und β-Teilchen. Bei der Absorption energiereicher Photonenstrahlen stoßen die Photonen — vereinfacht ausgedrückt — mit Atomen zusammen, aus denen sie Elektronen herausschleudern. Auf diese übertragen sie ihre Energie ganz oder teilweise als kinetische Energie, der Stoßübertragung von einem Billardball auf einen zweiten vergleichbar. Entlang ihrer Bahn verhalten sich die herausgeschleuderten Elektronen ebenso wie β-Teilchen.

Geraten nun mit kinetischer Energie ausgestattete elektrisch geladene Teilchen in die Nähe eines Atoms, dann können sie ihm etwas Energie abgeben. Dadurch kann ein Hüllelektron des Atoms auf ein höheres Energieniveau gehoben werden. Dieser Vorgang wird als Anregung bezeichnet und bedingt eine höhere Reaktionsbereitschaft des Atoms bzw. des Moleküls, zu dem das Atom gehört.

Bei der Ionisation wird dem Atom ein größerer Energiebetrag zugeführt, ausreichend, um aus dem Atom ein Elektron ganz herauszulösen, das sich umgehend an ein benachbartes Atom anlagert. Es entstehen so paarweise Atome bzw. Moleküle mit Elektronendefizit, also positiv geladene Ionen, und Atome bzw. Moleküle mit Elektronenüberschuß, also negativ geladene Ionen.

Bei jeder Anregung und bei jeder Erzeugung eines Ionenpaares verlieren die geladenen Teilchen definierte Beträge ihrer kinetischen Energie, bis diese aufgebraucht ist.

Die Anregungen und besonders die Ionisationen führen zu vielfältigen chemischen Veränderungen. Es werden Bindungen zwischen Atomen gelöst und damit Moleküle gespalten. Dabei können reaktionsfreudige Radikale entstehen. Ringbindungen können gesprengt, aber auch neue Bindungen geknüpft werden, usw.

Werden Moleküle mit Steuerfunktion, wie z. B. Nukleinsäuren, Enzyme, Membranbausteine oder andere, unmittelbar durch diese Energieübertragungsakte verändert, dann sprechen wir von einer direkten Strahlenwirkung. — Quantitativ bedeutsamer ist die indirekte Strahlenwirkung, bei der zunächst beliebige Moleküle getroffen werden, die dann mittelbar, z. B. über Reaktionsketten zu Veränderungen an Molekülen mit Steuerfunktion führen.

Ein wesentlicher Teil der indirekten Strahlenwirkung ist die Folge der Ionisation des Wassers, das etwa 70% der Körpermasse ausmacht und in allen Zellen des menschlichen Organismus anzutreffen ist. Aus der Vielzahl der durch die Ionisation des Wassers ausgelösten Reaktionen sind in der Abbildung 1 nur die wichtigsten aufgeführt. Große Bedeutung kommt dem stark oxidierend wirkenden H_2O_2 zu. Das gleiche gilt für das Radikal HO_2. Dieses entsteht nur bei der Anwesenheit von Sauerstoff im Gewebe, und zwar um so reichlicher, je mehr Sauerstoff vorhanden ist. In einem gut durchbluteten, sauerstoffreichen Gewebe entwickelt sich deshalb mehr HO_2 als in einem sauerstoffarmen Milieu. Gleiche Energiedosen entfalten in ersteren eine stärkere Wirkung als im letzteren. Daneben sind auch reduzierend wirkende Radikale, wie der atomare Wasserstoff, chemisch sehr aktiv. Mit Ausnahme des länger beständigen H_2O_2 beträgt die Lebensdauer der Radikale 10^{-6} s und ihr Diffusionsradius bis zu 10 nm.

Selbstverständlich kommen auch Rekombinationen von Radikalen vor. Die Spalt-

$$H_2O^+ \rightarrow H^+ + OH$$
$$OH + OH \rightarrow H_2O_2$$
$$H_2O^- \rightarrow H + OH^-$$
$$H + O_2 \rightarrow HO_2$$
$$HO_2 + OH \rightarrow H_2O_2 + O$$

Abb. 1. Wichtige, durch die Ionisation des Wassers ausgelöste Reaktionen und ihre Folgeprodukte (nach [16])

produkte des Wassers bewirken ebenfalls verschiedenartige chemische Reaktionen innerhalb und außerhalb der Zellen, wie z. B. eine Desaminierung von Aminosäuren, eine Aufspaltung heterozyklischer, stickstoffhaltiger Basen, den Bruch von Peptidketten und Nukleinsäuren, eine Änderung der Membranpermeabilität usw.

Abhängig von ihrem Ausmaß können die in der Zelle durch direkte und indirekte Strahlenwirkung entstandenen Schäden entweder repariert werden oder sie führen zur Teilungsunfähigkeit und damit über kurz oder lang zum Zelltod. Dieser tritt besonders nach der Absorption hoher Dosen ein.

Nach Bestrahlungen mit niedrigen Dosen, in deren Gefolge viele Zellen ihre Teilungsfähigkeit behalten bzw. nach Reparatur der entstandenen Schäden wieder erlangen, interessiert vornehmlich, in welcher Weise das für die Reproduktion verantwortliche genetische Material, die Desoxyribonukleinsäure (DNS), beeinflußt wird, und zwar sowohl in den Körperzellen als auch in den Keimzellen. Einige wichtige, in der DNS-Doppelhelix auftretende Schäden sind in der Abbildung 2 aufgeführt.

Da derartige DNS-Schäden nicht nur durch die seit Bestehen des Lebens auf der Erde wirksame natürliche Strahlenbelastung aller Organismen, sondern auch durch thermische und chemische Einflüsse sowie spontan zustande kommen, hat die Natur die

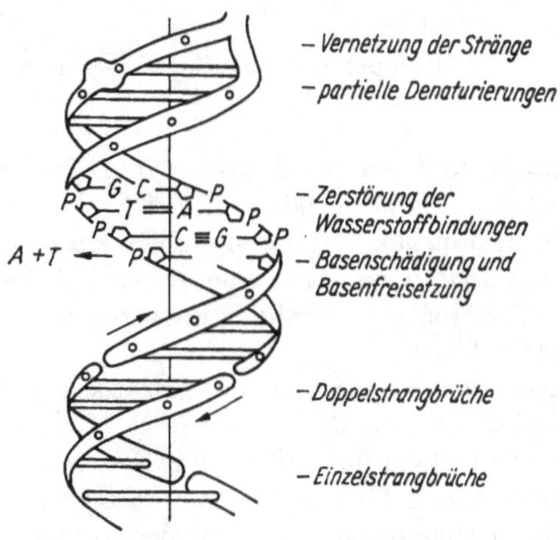

Abb. 2. Strahlenschäden im DNS-Molekül [7]

Zellen mit Enzymen ausgerüstet, die diese Schäden erkennen und reparieren können. Als Beispiel ist in Abbildung 3 die enzymgesteuerte Exzissionsreparatur dargestellt, bei der veränderte Molekülteile aus einem DNS-Strang herausgelöst und entstandene Lücken wieder geschlossen werden, wobei der intakt gebliebene Strang als Matrix benutzt wird. Einstrangbrüche können innerhalb von 10 Minuten repariert werden. Reparaturen von Doppelstrangbrüchen sind aufwendiger und dauern 1 bis 2 Stunden. Es gibt aber auch Fehlreparaturen und nicht reparable Schäden, besonders bei Doppelstrangbrüchen.

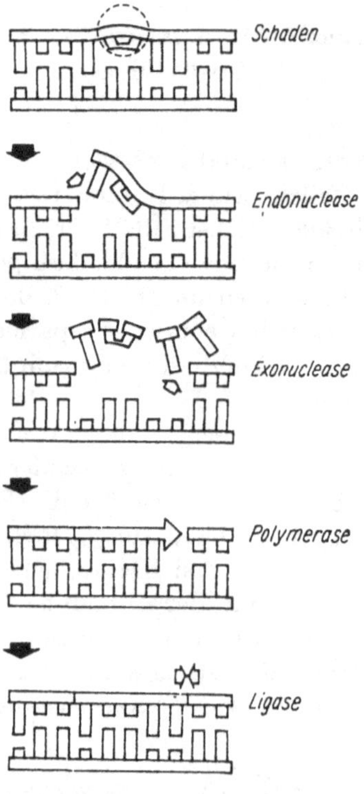

Abb. 3. Schematische Darstellung der enzymatisch gesteuerten Exzisionsreparatur [25]

Fehlerhafte Reparaturen und Irreparabilität der DNS-Schäden bedingen einen geänderten Code, also eine somatische oder genetische Mutation, die bei erhaltener Teilungsfähigkeit der Zelle auf die folgenden Zellgenerationen bzw. auf die Nachkommen des bestrahlten Individuums weitergegeben wird. Änderungen des genetischen Codes entstehen weiterhin durch eine strahleninduzierte Aktivierung von Onkogenen und die Beeinflussung freier Gene

Um die Besonderheiten der Schädigung des genetischen Materials durch kleine Strahlendosen zu verstehen, ist eine Betrachtung der Mikrotopographie der Energiedeposition in bezug auf die Struktur der Zellen und Gewebe erforderlich. Das klassische Konzept der Energiedosis einschließlich der Einheiten Gy und rd ist definitionsgemäß nur in der makroskopischen Dimension und unter der Annahme einer räumlich gleichmäßig verteilten Energieabsorption, wie sie bei hohen Dosen näherungsweise vorliegt, brauchbar. Im Mikrobereich muß dagegen die Anordnung der Energieübertragungsakte entlang der Bahnen der geladenen Teilchen sowie die Strukturierung der Zellen und Gewebe berücksichtigt werden. Dabei ist wichtig, daß das genetische Material in den Zellkernen konzentriert ist, die als die kritischen Volumina anzusehen sind. Der mittlere Durchmesser der Zellkerne beträgt 8 µm. Nur etwa 2% der Masse der Zellkerne entfallen auf das genetische Material (Feinendegen 1986).

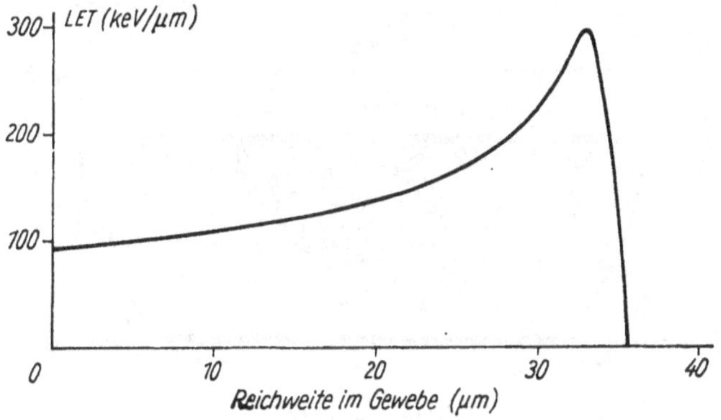

Abb. 4. Linearer Energietransfer (LET) eines 5-MeV-Alphateilchens im Gewebe [8]

Strahlung	Energie MeV	LET keV/µm
Alphastr.	5	90
Neutronenstr.	6	21
Betastr.	2	0,3
Gammastr.	1,3	0,3

Abb. 5. LET (keV/µm) verschiedener Strahlungen

Was die Energieübertragungsakte entlang der Bahnen geladener Teilchen betrifft, so zeichnen sich die α-Teilchen entsprechend ihres Energiereichtums bei geringer Reichweite durch eine hohe Ionisationsdichte aus. Die erzeugten Ionenpaare liegen eng beieinander, so daß pro Einheit der Bahnlänge ein großer Energiebetrag abgegeben wird. — Demgegenüber weisen die β-Teilen und die durch Photonen ausgelösten, mit kinetischer Energie ausgestatteten Elektronen eine geringe Ionisationsdichte bei einer größeren Reichweite auf. Die erzeugten Ionenpaare sind relativ weit voneinander entfernt. Der pro Einheit der Bahnlänge abgegebene Energiebetrag ist wesentlich kleiner.

Der pro Einheit der Bahnlänge abgegebene Energiebetrag heißt linearer Energie-

Transfer (LET) und wird in keV/μm ausgedrückt. Er nimmt mit abnehmender kinetischer Energie eines Teilchens, also in Richtung zum Bahnende, zu und kann bei α-Strahlen nahe dem Bahnende bis zu 90 keV/μm betragen, also bis zu 300mal größer sein als der LET der β- und γ-Strahlen mit etwa 0,3 keV/μm (vgl. Abb. 4 und 5).

Betrachtet man einzelne Teilchendurchgänge durch einzelne Zellen, wie in der Abbildung 6 dargestellt, so erkennt man, daß in einzelnen Teilvolumina der Zelle bei hohem LET große Energiebeträge, spezifische Energien genannt, deponiert werden

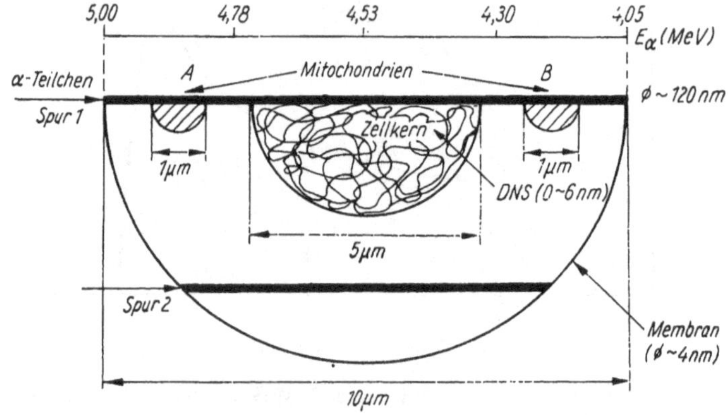

Abb. 6. Schema des Durchganges von 2 Alphateilchen durch verschiedene Zellkompartimente [8]

können. Bezogen auf das Kompartimentvolumen eines Zellkernes, dessen Durchmesser hier mit 5 μm angenommen wird, kann die darin deponierte Energie beim diametralen Durchgang eines 5-MeV-α-Teilchens bis über 1 Gy (100 rd) betragen. In der Spur des α-Teilchens, die einem Kanal mit einem Durchmesser von 120 nm entspricht und in der rund 97% der Energie übertragen werden, können spezifische Energien bis zu 1400 Gy (140000 rd) wirksam werden (Hofmann und Steinhäusler 1979). Es leuchtet ein, daß solche Energiekonzentrationen in einem getroffenen DNS-Molekül zahlreiche nahe nebeneinander liegende Schäden verursachen können, unter denen sich verhältnismäßig viele Doppelstrangbrüche befinden. Dicht ionisierende Strahlen erzeugen daher in jedem getroffenen DNS-Molekül Schäden, die durch ihre Vielzahl, ihren Schweregrad und ihre räumliche Zusammenballung nur schwierig oder überhaupt nicht repariert werden können. Das gilt auch dann, wenn insgesamt nur eine kleine Energiedosis zur Wirkung kommt.

Demgegenüber erhält der Zellkern beim Durchgang eines Teilchens mit niedrigem LET, also eines β-Teilchens oder eines durch Photonenabsorption freigesetzten energiereichen Elektrons, eine spezifische Energie von nur etwa 2 bis 4 mGy (0,2 bis 0,4 rd), d. h. einen um 2 Größenordnungen geringeren Energiebetrag, wobei die einzelnen Energieübertragungsakte verhältnismäßig große Abstände voneinander haben. Bei der Absorption größerer Strahlendosen — darauf wird an anderer Stelle eingegangen — ist weiterhin zu beachten, daß gleiche Volumina bei gleichen Dosen durch eine locker ionisierende Strahlung mehr Teilchendurchgänge erfahren als durch eine dicht ionisierende Strahlung. Dadurch werden die Energieübertragungsakte bei Wahrung der verhältnismäßig großen Abstände voneinander gleichmäßiger im Raum verteilt (vgl. Abb. 7).

Durch die größeren Abstände und gegebenenfalls die gleichmäßigere Verteilung der Energieübertragungsakte im Raum sowie durch die geringere Energie in den Zellkernen bei niedrigen Dosen verursachen β- und Photonenstrahlen weniger und weiter auseinander liegende Schäden in der DNS. Doppelstrangbrüche sind entsprechend seltener und die Voraussetzungen für eine vollständige und korrekte Reparatur günstiger als nach der Einwirkung dicht ionisierender Strahlen.

Die Unterschiede der Schäden in den DNS-Molekülen durch Strahlen mit verschiedenem LET sowie die daraus resultierende Reparabilität der Schäden bedingen, daß dicht ionisierende Strahlen besonders im Niedrigdosisbereich bei gleicher Energiedosis stärker als locker ionisierende Strahlen wirken. Die ersteren haben eine stärkere, die letzteren eine schwächere relative biologische Wirksamkeit (RBW).

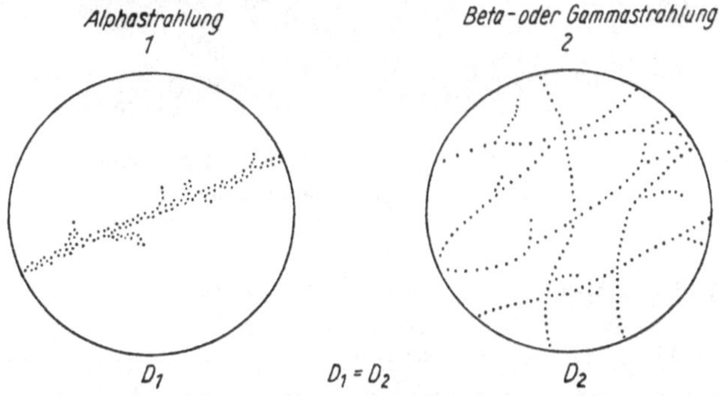

Abb. 7. Schema der Verteilung der Energieübertragungsakte bei gleichen Energiedosen verschieden dicht ionisierender Strahlen in gleichen Volumina [8]

Für den Strahlenschutz, der im Niedrigdosisbereich die Begrenzung strahleninduzierter somatischer und genetischer Mutationen zum Ziel hat, sind zur Kennzeichnung der RBW verschiedener Strahlenarten von der Internationalen Strahlenschutzkommission (ICRP) Qualitätsfaktoren eingeführt worden. Diese haben die Werte

1 für β- und energiereiche Photonenstrahlen,
10 für Neutronenstrahlen und
20 für α-Strahlen.

Das Produkt aus Energiedosis und Qualitätsfaktor heißt Äquivalentdosis. Diese ist nicht meßbar. Ihre Einheit ist das Sievert (Sv). Bekannter ist die alte Einheit rem, d. h. roentgen equivalent in man. 100 rem ergeben 1 Sv. Auch diese beiden Einheiten lassen sich leicht ineinander umrechnen. Demnach bedingen Energiedosen von

1 Gy β- oder energiereichen Photonenstrahlen eine Äquivalentdosis von 1 Sv,
1 Gy Neutronenstrahlen eine Äquivalentdosis von 10 Sv und
A Gy α-Strahlen eine Äquivalentdosis von 20 Sv.

Bezogen auf das genetische Material der Körper- und Keimzellen wirken also im Niedrigdosisbereich α-Strahlen 20mal stärker als β- oder energiereiche Photonenstrahlen. Für hohe Dosen dicht ionisierender Strahlen, wie sie z. B. bei der Therapie mit Neutronenstrahlen angewandt werden, gelten andere Qualitätsfaktoren, die im vorliegenden Zusammenhang außer acht gelassen werden können.

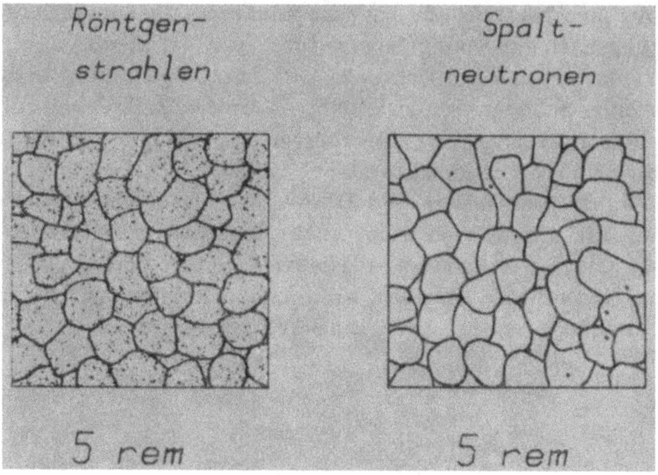

Abb. 8. Unterschiedliche Energieverteilung im Gewebe durch gleiche Äquivalentdosen von Röntgen- und Neutronenstrahlen [15]

Die Diskontinuität der Energieabsorption führt bei der Einwirkung von Strahlen mit verschiedenem LET im Niedrigdosisbereich auch im Gewebe zu großen Unterschieden in der Energieverteilung. In der Abbildung 8 ist die Einwirkung von 0,05 Sv (5 rem) einer Röntgenstrahlung der Einwirkung von 0,05 Sv (5 rem) einer Neutronenstrahlung gegenübergestellt. Die durch die letzteren ausgelösten Rückstoßprotonen verhalten sich hinsichtlich der Ionisationsdichte ähnlich wie α-Teilchen. Die Strahlen sind im Winkel von 90° auf eine in der Bildebene liegende Zellschicht gerichtet. Bei gleicher Äquivalentdosis treffen bei der Röntgenbestrahlung 400mal mehr ionisierende Teilchen auf die Zellschicht als im Fall der Neutronenbestrahlung. Bei der Röntgenbestrahlung werden alle Zellen mehrfach von Elektronen durchdrungen. Bei der Neutronenbestrahlung werden nur wenige Zellen von Rückstoßprotonen getroffen, während die meisten Zellen von Strahlenenergie frei bleiben. Niedrige Dosen ionisierender Strahlen verursachen somit eine Teilkörperbestrahlung besonderer Art (Feinendegen 1986). Diese ist dadurch gekennzeichnet, daß ein kleiner Teil der Zellen hohe Energiebeträge und ein großer Teil der Zellen keinerlei Energie erhält.

Feinendegen schätzt, daß durch eine Energiedosis von 0,01 Gy (1 rd) α-Strahlen nur 2% der Zellkerne einen Teilchendurchgang erfahren und daß etwa 0,5 Gy (50 rd) erforderlich sind, um im Mittel jeden Zellkern einmal zu treffen. Bei beiden Dosen erhalten die getroffenen Zellkerne jeweils gleiche Energiebeträge, wenn man von der Zufallsverteilung der Teilchendurchgänge absieht. Erst oberhalb der Dosis von 0,5 Gy (50 rd) erleiden die Zellkerne mehr als einen Teilchendurchgang und erhalten damit einen höheren Energiebetrag.

Bei der Absorption konventioneller Röntgenstrahlen sind nach Feinendegen nur 0,06 mGy (6 mrd) erforderlich, damit 2% der Zellkerne einen Teilchendurchgang erfahren. Die getroffenen Zellkerne erhalten in diesem Falle 0,3% bis 1% der beim Durchgang eines α-Teilchens übertragenen spezifischen Energie. Um im Mittel alle Zellkerne von einem durch Röntgenphotonen ausgelösten Elektron zu treffen, bedarf es einer Dosis von 3 mGy (0,3 rd), wenn man wiederum die Zufallsverteilung der Teilchendurchgänge vernachlässigt. Erst bei höheren Dosen steigt der je Zellkern deponierte Energiebedarf dosisabhängig an.

Aus den geschilderten Beziehungen zwischen der Mikrotopographie der Energiedepositionen, der Kompartimentierung der Zelle mit dem Zellkern als kritischem Volumen und dem zellulären Aufbau des Gewebes lassen sich 4 wichtige Schlußfolgerungen ableiten:

1. Bei niedrigen Energiedosen ist es dem Zufall überlassen, ob ein Zellkern und das in ihm befindliche genetische Material der Zelle einen Teilchendurchgang erfährt oder nicht. Das heißt, die Wirkung kleiner Strahlendosen ist stochastisch.
2. Die Wahrscheinlichkeit, daß ein Zellkern getroffen wird, und der Anteil der getroffenen Zellkerne in einem bestrahlten Gewebsvolumen steigen innerhalb eines vom LET bestimmten Dosisbereiches proportional mit der Energiedosis an.
3. Innerhalb dieses Bereiches erhalten die getroffenen Zellkerne bei Vernachlässigung der Zufallsverteilung der Teilchendurchgänge gleiche, nur vom LET abhängige und von der Energiedosis unabhängige Energiebeträge. Für den Zellkern und damit für die DNS gibt es daher keine beliebig kleinen Strahlendosen!
   Erst oberhalb des LET-spezifischen Dosisbereiches, wenn alle Zellkerne getroffen werden und im Mittel mehr als einen Teilchendurchgang erleiden, steigen die in den einzelnen Kernen deponierten Energiebeträge mit der Energiedosis an.
4. Da auch einzelne Teilchendurchgänge zu DNS-Schäden mit nachfolgender Fehl- oder Nichtreparatur, also zu einer somatischen oder genetischen Mutation führen können, kann es für stochastische Strahlenwirkungen auf der molekularen Ebene keine Schwellendosis geben.

Relevante stochastische Strahlenwirkungen infolge somatischer und genetischer Mutationen sind Verkürzungen des Lebens durch die Induktion von bösartigen Geschwülsten und Leukämien, kurz Krebse genannt, und Schädigungen des Erbgutes, die zu Gesundheitsstörungen bei den Nachkommen führen können.

Abgesehen von der Bedeutung genetischer Mutationen für die Evolution (Watznauer 1983) muß den stochastischen Strahlenwirkungen als destruktiven Veränderungen der DNS primär eine bionegative Potenz mit Risiken für das bestrahlte Individuum und für seine Nachkommen zugemessen werden. Die Risiken infolge niedriger Strahlendosen sind allerdings sehr klein, da der Organismus über sehr effektive Reparatur- und Abwehrmechanismen verfügt. Auf die sich oberhalb der molekularen Ebene abspielenden Antworten des Organismus, die insgesamt zu einer positiven Bilanz führen können, wird an anderer Stelle eingegangen.

Die folgenden Ausführungen befassen sich daher nur mit den möglichen Risiken kleiner Strahlendosen und mit einigen daraus abzuleitenden Schlußfolgerungen. Auch alle nichtstochastischen Strahlenwirkungen, die durch hohe Strahlendosen ausgelöst werden, wie z. B. das Hauterythem, die Linsentrübung oder das akute Strahlensyndrom bleiben außer Betracht.

Die möglichen Risiken kleiner Strahlendosen verpflichten jeden, der Strahlen anwendet oder in Kauf nimmt, sowohl den Arzt als auch die Gesellschaft, den zu erwartenden Nutzen und die möglichen Risiken aller geplanten oder vorhersehbaren Strahlenexpositionen gegeneinander abzuwägen. Es besteht daher das dringende Bedürfnis, die Risiken durch ionisierende Strahlen zu quantifizieren. Diese Quantifizierung ist jedoch im Bereich niedriger Strahlendosen außerordentlich schwierig.

Auf der einen Seite besteht kein Zweifel, daß hohe Strahlendosen Krebse induzieren können. Bekannte Beispiele hierfür sind die Hautkrebse der Strahlenpioniere, der Schneeberger Lungenkrebs oder die Leukämieerkrankungen bei den Überlebenden der Atombombenabwürfe auf Hiroshima und Nagasaki. Auf der anderen Seite ist eine Krebsinduktion durch niedrige Strahlendosen unter 0,3 bis 0,5 Sv (30 bis 50 rem) beim Menschen bisher nicht bewiesen und wohl auch nicht beweisbar. Dafür gibt es zwei Gründe:

1. Strahlen lösen die gleichen Krebse aus, die viel häufiger infolge anderer exogener Noxen oder endogener Ursachen bzw. spontan entstehen.
2. Epidemiologische Studien scheitern daran, daß die sehr kleine Zahl der durch niedrige Strahlendosen möglicherweise hervorgerufene Krebse in der statistischen Streubreite der sehr vielen aus anderen Gründen bzw. spontan entstandenen Krebse untergeht.

Daß es praktisch unmöglich ist, aussagekräftige epidemiologische Studien durchzuführen, ergibt sich auch daraus, daß Leukämien erst nach einer mittleren Latenzzeit von 8 bis 10 Jahren und solide Krebse erst nach durchschnittlich 20 bis 25 Jahren auftreten. Wegen der sehr wenigen, durch kleine Strahlendosen möglicherweise induzierten Krebse wären deshalb Langzeitbeobachtungen sehr großer Kollektive erforderlich. Was das bedeutet, geht allein daraus hervor, daß nahezu 10% aller Krebse, und zwar nicht nur Bronchialkarzinome, dem Tabakrauch zur Last gelegt werden müssen!

Ähnliches gilt für strahlenbedingte Erbschäden beim Menschen. Sie sind bisher nicht einmal bei den Nachkommen der zum Teil mit hohen Strahlendosen belasteten Überlebenden von Hiroshima und Nagasaki nachgewiesen worden. Angesichts einer spontanen Erbschadenrate von 6%, wenn man genetisch bedingte Krankheiten einbezieht, werden sie als Folge niedriger Strahlendosen wohl auch nicht beweisbar sein.

Aus diesen Gründen gibt es bis heute kein gesichertes Wissen über Dosiswirkungsbeziehungen im Niedrigdosisbereich. Die ICRP, die sich seit 1928 intensiv mit Strahlenwirkungen befaßt, sowie das United Nations Scientific Committee on the Effects of Atomic Radiation (UNSCEAR) haben daher 1977 aus Gründen der Vorsicht zu Strahlenschutzzwecken beschlossen, für die Krebsinduktion die Dosiswirkungsbeziehungen im Hochdosisbereich auf niedrige Strahlendosen zu extrapolieren und für die Erzeugung von Erbschäden aus Tierversuchen gewonnene Informationen auf den Menschen zu übertragen.

Dazu waren vereinfachende Annahmen erforderlich. Hierzu gehören u. a. die Annahme einer linearen Dosiswirkungsbeziehung und einer vollen Kumulation der absorbierten Dosis ohne Rücksicht auf Protrahierungs- oder Fraktionierungseffekte. Weiterhin ist die Mittelung über Alter und Geschlecht zu nennen. Deren Problematik spiegelt sich in der Abbildung 9 wider, die die Altersabhängigkeit des relativen Risikos für den Tod durch solide Krebse bei den Überlebenden von Hiroshima und Nagasaki in den Jahren 1950 bis 1978 darstellt. Auch die Nichtbeachtung des Anteiles des durchstrahlten Körpervolumens ist eine solche Vereinfachung.

Diese Prämissen bedingen, daß die von ICRP und UNSCEAR 1977 ausschließlich unter Strahlenschutzgesichtspunkten aufgestellten Risikokoeffizienten (s. Abb. 10) für viele Strahlenexpositionen eine Überschätzung des Risikos einer Krebsinduktion zur Folge haben, also „auf der sicheren Seite“ liegen. Die Risikokoeffizienten geben an, wie viele lebensverkürzenden Krebserkrankungen nach der Einwirkung von 1 Sv auf die am meisten krebsgefährdeten Organe bei 10000 bestrahlten Personen bzw. von

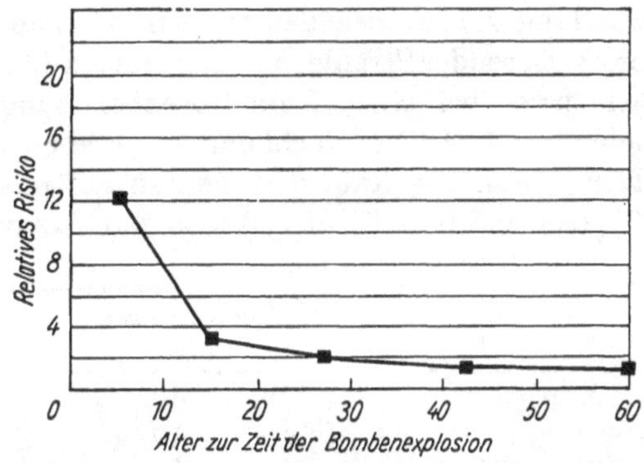

Abb. 9. Altersabhängigkeit des durch solide Krebse bedingten Mortalitätsrisikos der Überlebenden von Hiroshima und Nagasaki von 1950 bis 1978 (nach [14])

1 rem bei 1 Million bestrahlter Personen zusätzlich zu den aus anderen Gründen oder spontan entstehenden Krebsen höchstens zu erwarten sind, nämlich 20 Leukämien, 25 Brustkrebse, 20 Bronchialkarzinome, 5 Osteosarkome, 5 Schilddrüsenkrebse und 50 sonstige bösartige Geschwülste. Das Risiko einer Brustkrebsinduktion nimmt jenseits des 35. Lebensjahres erheblich ab. Der Risikokoeffizient für gleichmäßige Bestrahlungen des ganzen Körpers beträgt 100 lebensverkürzende Krebserkrankungen. Der Vollständigkeit halber sei in diesem Zusammenhang darauf hingewiesen, daß aus sonstigen Gründen bzw. spontan 20% aller Menschen an Krebs sterben. Das sind 200000 von 1 Million!

Auf Grund neuerer Untersuchungen geht UNSCEAR 1986 davon aus, daß die genannten Risikokoeffizienten bei sehr niedrigen, protrahiert aufgenommenen Dosen locker ionisierender Strahlen zu einer Risikoüberschätzung bis zum Fünffachen führen. Dagegen liegt wahrscheinlich keine Überschätzung des Brustkrebsrisikos bei jungen Frauen und für die Krebsinduktion durch α-Strahlen, besonders für die Induktion von Bronchialkarzinomen, vor.

Gewebe bzw. Organ	Risikokoeffizient $\cdot 10^{-4} Sv^{-1}$ $(10^{-6} rem^{-1})$
Rotes Knochenmark	20
weibl. Brust	25
Lunge	20
Knochenoberfläche	5
Schilddrüse	5
Restkörper gesamt	50

Abb. 10. Risikokoeffizienten für strahleninduzierte, lebensverkürzende Krebserkrankungen, gemittelt über Alter und Geschlecht (nach [9])

Als Risiko der Entwicklung von Erbschäden werden bei einer Keimdrüsenbelastung von 1 Gy (100 rd) locker ionisierender Strahlen pro Generation 15 zusätzliche Erbschäden auf 1000 Nachkommen bzw. bei einer Keimdrüsenbelastung von 1 mGy (0,1 rd) 15 zusätzliche Erbschäden auf 1 Million Nachkommen in allen weiteren Generationen angenommen (UNSCEAR 1982). Die Rate der spontan auftretenden Erbschäden beträgt demgegenüber 6%, das sind 60000 auf 1 Million Nachkommen!

Organ bzw. Gewebe (i)	Wichtungsfaktor w_i
Gonaden	0,25
Brust	0,15
Rotes Knochenmark	0,12
Lunge	0,12
Knochenoberfläche	0,03
Schilddrüse	0,03
Andere Gewebe, insgesamt	0,30
Gesamtkörper	$\sum_i w_i = 1$

Abb. 11. Wichtungsfaktoren für die Induktion von Erbschäden und Krebsen zur Abschätzung des Gesamtrisikos von Strahlenexpositionen [9]

Source	Annual effective dose equivalent (millisievert) External irradiation	Internal irradiation	Total
Cosmic rays			
Ionizing component	0.28		0.28
Neutron component	0.02		0.02
Cosmogenic nuclides		0.015	0.015
Primordial nuclides			
Potassium - 40	0.12	0.18	0.30
Rubidium - 87		0.006	0.006
Uranium - 238 series	0.09	0.95	1.04
Thorium - 232 series	0.14	0.19	0.33
TOTAL (rounded)	0.65	1.34	2.0

Abb. 12. Geschätzte mittlere jährliche effektive Äquivalentdosis der natürlichen Strahlenbelastung in mSv (0,1 rem) über „normalem" Untergrund [27]

Um das Gesamtrisiko ungleichmäßig im Körper verteilter Strahlenbelastungen, wie z. B. durch die Inhalation radonhaltiger Luft oder durch Röntgenuntersuchungen abschätzen zu können, ist es notwendig, die unterschiedliche Induktionsbereitschaft der Gewebe und Organe zu berücksichtigen sowie das genetische Risiko in die Bewertung einzubeziehen. ICRP hat deshalb 1977 einem Vorschlag von Jakobi (1975, 1979) folgend die in Abbildung 11 wiedergegebenen Wichtungsfaktoren eingeführt, mit denen die von den Geweben und Organen jeweils aufgenommenen Äquivalentdosen multipliziert werden müssen. Die Summe dieser gewichteten Äquivalentdosen wird als effektive

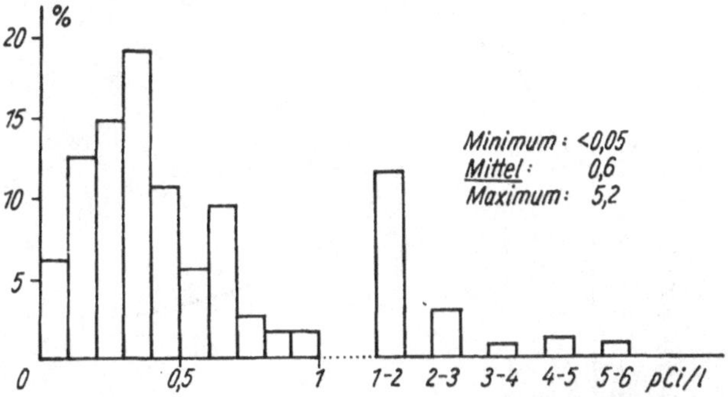

Abb. 13. Häufigkeitsverteilung (%) der Jahresmittel der Radonkonzentrationen der Luft (pCi/l) in Salzburger Wohn- und Arbeitsräumen [19]

Äquivalentdosis einer Strahlenexposition bezeichnet. Sie wird ebenfalls in Sv (rem) angegeben und gestattet, die Gesamtrisiken unterschiedlicher Strahlenexpositionen miteinander zu vergleichen. Die Quantifizierung des Gesamtrisikos von Strahlenbelastungen gestattet darüber hinaus Vergleiche mit Risiken anderer Art, z. B. am Arbeitsplatz, im Sport, im Straßenverkehr usw.

Die durchschnittliche jährliche effektive Äquivalentdosis der natürlichen Strahlenbelastung beträgt rund 2 mSv (200 mrem), von denen ein Drittel durch Bestrahlung von außen und zwei Drittel durch Bestrahlung von innen nach der Aufnahme radioaktiver Stoffe zustande kommen. Fast die Hälfte der effektiven Äquivalentdosis geht zu Lasten der Inhalation des überall vorhandenen Radons und seiner Folgeprodukte (s. Abb. 12). Die Höhe der natürlichen Strahlenbelastung ist u. a. von der Radioaktivität des Untergrundes und des Baumaterials der Häuser, von der Höhe des Aufenthaltsortes über dem Meeresspiegel und von anderen Faktoren abhängig. Es kann z. B. die Strahlenbelastung von außen in Gegenden, die reich an radioaktiven Mineralien sind, wie in der indischen Provinz Kerala, in Brasilien u. a. mehr als das Zehnfache des Durchschnittswertes betragen, während die innere Strahlenbelastung ganz wesentlich vom Radongehalt der Luft in umbauten Räumen und der Aufenthaltsdauer in diesen abhängt (s. Abb. 13). Auch die innere Strahlenbelastung kann den globalen Durchschnittswert um ein Mehrfaches übersteigen.

Die zivilisatorische Strahlenbelastung ging bis zur Reaktorkatastrophe von Tschernobyl zu über 90% zu Lasten der Röntgendiagnostik und konnte als jährliche effektive Äquivalentdosis für die Bevölkerung der DDR auf etwa 0,5 mSv (50 mrem) geschätzt werden (Oelssner 1986). Auf Grund umfangreicher Messungen des Staatlichen Amtes für Atomsicherheit und Strahlenschutz der DDR (SAAS) betrug die zusätzliche mittlere effektive Äquivalentdosis im ersten Jahr nach der Tschernobyl-Katastrophe in der DDR etwa 0,3 mSv (30 mrem), von denen rund 0,1 mSv (10 mrem) auf die Inkorporation von J-131 in den ersten Tagen, weniger als 0,1 mSv (10 mrem) auf eine γ-Bestrahlung von außen und etwa 0,11 mSv (11 mrem) auf die Langzeitinkorporation von Cs-137 und Cs-134 zurückzuführen sind. Die Erhöhung der Strahlenbelastung im 1. Jahr nach dem Tschernobylereignis betrug in der DDR somit etwa ein Siebentel der mittleren effektiven Äquivalentdosis durch natürliche Strahlenquellen.

In einem Radonbad wird in erster Linie die Basalzellschicht des Epithels der Segment- und Subsegmentbronchien durch die Inhalation von Radon bestrahlt. Diese Zellschicht

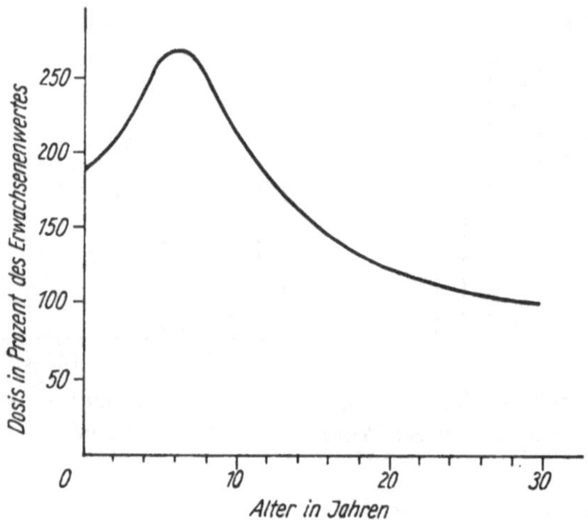

Abb. 14. Altersabhängigkeit der Energiedosis in der Basalzellschicht der Schleimhaut der Segment- und Subsegmentbronchien bei gleicher Radonkonzentration in der Atemluft [19]

liegt noch innerhalb der Reichweite der α-Strahlen der Folgeprodukte des Radons, die sich bei der Atmung auf der Schleimhautoberfläche niederschlagen. Dabei wird bei Kindern und Jugendlichen eine erheblich höhere Dosis wirksam als bei Erwachsenen (s. Abb. 14). Wie Pohl in Bad Gastein ermittelt hat, erhält die Basalzellschicht der Bronchien eines Erwachsenen bei einem Thermalbad etwa 0,01 mSv (1 mrem) und während eines 24stündigen Aufenthaltes im Kurhaus 0,34 bis 1,1 mSv (34 bis 110 mrem). Ein zweistündiger Aufenthalt in Thermalstollen führt zu einer Belastung von 13 mSv (1,3 rem).

Wesentlich höhere Dosen ergeben sich für das ganzjährig im Radonmilieu tätige Badepersonal. Ein Bademeister im Kurhaus erhält nach Pohl bis zu 0,36 Sv (36 rem) bzw. 6 WLM pro Jahr. 1 WLM, d. h. ein Working-Level-Month, ist ein Maß für die respiratorische Radonexposition und entspricht $6{,}3 \cdot 10^5$ Bqh/m^3 (Jacobi 1986).

Ungeachtet des Umstandes, daß die 1977 aufgestellten und „auf der sicheren Seite liegenden Risikokoeffizienten" ausschließlich für eine sinnvolle Strahlenschutzstrategie sowie zum Vergleich mit anderen Risiken und nicht für prognostische Berechnungen formuliert worden sind, soll im folgenden versucht werden, die durch die genannten Strahlenbelastungen erwachsenden hypothetischen Risiken für die Bevölkerung der DDR und für die Patienten eines Radonbades abzuschätzen. Dabei ist es allerdings erforderlich, die Grenzen der Aussagekraft einer solchen Schätzung ständig vor Augen zu haben.

In diesem Sinne sind von den rund 17 Millionen Einwohnern der DDR pro Jahr der Gefahr ausgesetzt, an einer strahleninduzierten Krebserkrankung bzw. Leukämie zu sterben, höchstens

— 340 durch die natürliche Strahlenbelastung
— 76,5 durch die Röntgendiagnostik und
— 8,5 durch sonstige Strahleneinwirkungen (berufliche Strahlenbelastung, Bergbau, Luftverkehr, nukleare Testexplosionen, Kernenergiegewinnung usw.).

Die zusätzliche Belastung im ersten Jahr nach der Tschernobyl-Katastrophe ist mit einem hypothetischen Risiko von 5 Leukämien in 8 bis 10 Jahren und von 46 lebensverkürzenden soliden Krebsen in 20 bis 25 Jahren verbunden. Angesichts der Alterspyramide der DDR-Bevölkerung dürften diese Zahlen eher zu hoch als zu niedrig sein. Jede Bewertung dieser hypothetischen Risiken hat davon auszugehen, daß in der DDR jährlich 35000 bis 36000 Menschen an Krebs sterben!

Wenn man die gleichen Risikokoeffizienten auf die von Pohl in Bad Gastein ermittelten Dosen in der Basalzellschicht der Segment- und Subsegmentbronchien anwendet und annimmt, daß ein Patient während einer Kur 20 Radonbäder bekommt und sich 48 Stunden im Kurhaus aufhält, ohne dort zu wohnen, dann haben etwa 2 von 1 Million Patienten das zusätzliche hypothetische Risiko, 20 bis 25 Jahre später an einem Bronchialkarzinom zu sterben. Das Risiko eines Aufenthaltes im Thermalstollen kann hier unberücksichtigt bleiben.

Dagegen ist das hypothetische Risiko des Badepersonals erheblich höher. Es ist außerordentlich schwierig abzuschätzen und dürfte etwa 150 bis 650 zusätzliche lebensverkürzende Erkrankungen an Bronchialkarzinom pro 1 Million betroffene Personen pro Berufsjahr betragen, wenn man die Verhältnisse in Bad Gastein zugrunde legt.

Für die Schätzung des genetischen Risikos in der DDR wird eine mittlere, zivilisatorisch bedingte Gonadendosis von 0,1 bis 0,16 mSv (10 bis 16 mrem) pro Jahr während der ersten 30 Lebensjahre angenommen (Angerstein [2]). Das entspricht einer Dosis von 3 bis 5 mSv (0,3 bis 0,5 rem) pro Generation. Da 1 mSv (0,1 rem) pro Generation mit dem hypothetischen Risiko von 15 Erbschäden auf 1 Million Nachkommen verbunden ist, ergibt sich für 17 Millionen Einwohner der DDR ein Risiko von 765 bis 1275 Erbschäden durch die zivilisatorische Strahlenbelastung ohne Berücksichtigung der Tschernobylkatastrophe. Unterstellt man, daß im ersten Jahr nach diesem Ereignis zusätzlich 0,15 mSv an die Gonaden gelangt sind, dann müßte für die Bevölkerung der DDR mit weiteren 35 bis 40 Erbschäden gerechnet werden. Diesen stehen bei einer Erbschadensrate von 6% rund 1 Million spontan oder aus anderen Gründen entstandene Erbschäden gegenüber. — Radoninhalationen führen zu keiner nennenswerten Keimdrüsenbestrahlung und tragen deshalb nicht zum genetischen Strahlenrisiko bei.

Zieht man aus den geschilderten Zusammenhängen und Daten Schlußfolgerungen für das Handeln des Arztes, dann muß in Übereinstimmung mit der international akzeptierten Auffassung davon ausgegangen werden, daß auch niedrige Strahlendosen mit dem Risiko der Krebsinduktion und der Erzeugung von Erbschäden belastet sind. Solange diese Auffassung nicht widerlegt ist, und dazu wird gesondert Stellung genommen, hat der Arzt die Verpflichtung, alle vermeidbaren Strahlenexpositionen zu unterlassen und notwendige zu begrenzen. Voran steht hier eine kritische Indikationsstellung zur Röntgenuntersuchung. Diese gehört nicht an den Anfang der Befunderhebung, sondern soll gezielt zur Beantwortung offener Fragen eingesetzt werden, vorausgesetzt, daß sie dazu geeignet erscheint und daß kein risikofreies Verfahren die gewünschten Informationen liefern kann. Als solches bietet sich u. a. die Sonographie an, die, besonders auch bei Kindern, viele Aufgaben der Röntgendiagnostik übernehmen kann und vielerorts bereits übernommen hat.

In diesem Sinne muß jede Strahlenanwendung durch den zu erwartenden Nutzen gerechtfertigt sein und so niedrig gehalten werden, wie es ihre Zielsetzung gestattet. Das ist der Inhalt des von der ICRP postulierten ALARA-Prinzips: As low as reasonably achievable. Hierher gehört auch die Anwendung optimaler Untersuchungstechniken, die in den von der Gesellschaft für Medizinische Radiologie der DDR gemeinsam mit dem SAAS erarbeiteten Diagnostikstandards von TGL-Vorschriften niedergelegt sind.

Für die Arbeit in einem Radonbad sollte Entsprechendes gelten: Wenn auch das Risiko für die Patienten sehr klein ist, so erscheint doch die Objektivierung des Nutzens der Radonapplikation als eine wichtige Aufgabe. — Das Risiko für das Personal ist größer. Hier sind systematische Strahlenschutzmaßnahmen erforderlich. In erster Linie geht es hier darum, den Radongehalt der Luft in Arbeits- und Aufenthaltsräumen niedrig zu halten, z. B. durch technische Mittel und häufigen Luftwechsel. Gegebenenfalls kommt auch eine Begrenzung der Arbeitszeit in Räumen mit einem hohen Radongehalt der Luft in Frage.

Auf der anderen Seite ergibt sich für den Arzt und alle Kundigen die Aufgabe dazu beizutragen, daß die durch unseriöse Meldungen und Meinungsmache geschürte Strahlenangst abgebaut wird; denn trotz aller Unsicherheiten bei der Ermittlung der Strahlenbelastungen und der Abschätzung der Risiken niedriger Strahlendosen, gehören doch die ionisierenden Strahlen zu den am besten erforschten und administrativ am konsequentesten regulierten Umweltfaktoren. Die Untersuchung ihrer Wirkungen und die Kalkulation ihrer Risiken sollte daher beispielgebend sein für die Abschätzung der viel größeren Risiken durch andere Errungenschaften unserer Zivilisation, wobei u. a. an die Überernährung verbunden mit Bewegungsarmut, den Tabakkonsum, chemische Noxen oder den Straßenverkehr zu denken ist. Gegebenenfalls sollte auch daran erinnert werden, daß die Einführung der ionisierenden Strahlen in Diagnostik und Therapie zu den größten Fortschritten der Heilkunde gehört, zahllosen Menschen geholfen hat und auch weiterhin helfen wird, wieder gesund zu werden.

Den Herren Prof. Dr. F.-E. Stieve und Prof. Dr. A. Watznauer sei für wertvolle Hinweise und für die Überlassung wichtigen Schrifttums herzlich gedankt.

Zusammenfassung

Bei der Einwirkung ionisierender Strahlen bewirkt die Diskontinuität der Energieübertragung und die Kompartimentierung der Zelle mit dem Zellkern als kritischem Volumen, daß in diesem keine beliebig kleinen Energiebeträge deponiert werden können. Für die bei kleinen Strahlendosen allein interessierenden somatischen und genetischen Mutationen kann es daher keine Schwellendosis geben. Eine Induktion von Krebsen, die Leukämien eingeschlossen, und Schädigungen des Erbgutes sind auch nach kleinen Strahlendosen möglich. Angesichts sehr effektiver Reparatur- und Abwehrmechanismen sind diese allerdings sehr selten und nach kleinen Strahlendosen wegen der großen Zahl aus anderen Gründen bzw. spontan entstandener Krebse und Erbschäden nicht nachweis- und quantifizierbar.

Die ICRP hat daher die nach hohen Strahlendosen beobachtete Häufigkeit von Krebsinduktionen unter vereinfachenden Annahmen linear auf niedrige Dosen extrapoliert und zur Schätzung der genetischen Risikos die Ergebnisse von Tierbestrahlungen auf den Menschen übertragen. Für niedrige Dosen locker ionisierender Strahlen bedingen die so ermittelten Risikofaktoren eine Risikoüberschätzung.

Projiziert man die ausschließlich zu Strahlenschutzzwecken konzipierten Risikofaktoren auf die Strahlenbelastung der DDR-Bevölkerung, dann hätten pro Jahr das hypothetische Risiko, an einem strahleninduzierten Krebs zu sterben, höchstens 340 Personen durch die natürliche Strahlenbelastung, 76,5 Personen durch die Röntgendiagnostik und 8,5 Personen durch sonstige Strahlenexpositionen.

Durch die Strahlenbelastung im ersten Jahr nach der Tschernobylkatastrophe hätten 5 DDR-Bürger das Risiko, in 8 bis 10 Jahren an einer Leukämie, und 46 das Risiko, in 20 bis 25 Jahren an einem soliden Krebs zu sterben. Demgegenüber beträgt die Zahl der jährlichen Krebstodesfälle in der DDR 35000 bis 36000! — Bezieht man die Risikofaktoren auf die therapeutische Anwendung von Radon, dann hätten 2 von 1 Million Patienten das Risiko, 20 bis 25 Jahre nach der Badekur an einem tödlichen Bronchialkarzinom zu erkranken, während das Badepersonal mit einem höheren Risiko rechnen müßte. — Das genetische Risiko der DDR-Bevölkerung durch die zivilisatorische Strahlenbelastung wäre auf 765 bis 1275 Erbschäden zu schätzen, zuzüglich 35 bis 40 Erbschäden durch die Strahlenbelastung im ersten Jahr nach der Tschernobylkatastrophe.

Diesen stehen rund 1 Million spontan entstandener Erdschäden gegenüber. — Radoninhalationen beeinflussen das Erbgut nicht.

Wenn auch die Risiken niedriger Strahlendosen sehr klein sind, so bedürfen doch alle medizinischen Strahlenanwendungen einer Rechtfertigung und einer Begrenzung auf das erforderliche Maß. Gleichzeitig gilt es, die weit verbreitete Strahlenangst abzubauen.

Literatur

[1] Angerstein W.: Die Strahlenbelastung bei Schirmbilduntersuchungen der Thoraxorgane und ihr Anteil an der Strahlenbelastung durch röntgendiagnostische Maßnahmen insgesamt. In: Messerschmidt, O. et a. (Hrsg.): Strahlenschutz in Forschung und Praxis. Bd. XVIII, S. 76—82. G. Thieme, Stuttgart 1977.

[2] Angerstein, W.: Persönliche Mitteilung.

[3] Aurand, K., I. Gans, H. Wollenhaupt: Der 222-Radongehalt des Trinkwassers und seine Bedeutung für die natürliche Strahlenexposition des Menschen. Z. angew. Bäder-Klimaheilkd. **26** (1979) 361—370.

[4] Deetjen, P.: Grundlagen der Radontherapie. Z. angew. Bäder-Klimaheilkd. **26** (1979) 332—335.

[5] Deetjen, P.: Einführung: Biologische und medizinische Wirkungen niedrigdosierter ionisierender Strahlen. Z. phys. Med. Balneol. med. Klimatol. **13** (1984) Sdh. 1, 6—10.

[6] Feinendegen, L. E.: Mensch und Strahlung. In: Maier-Leibnitz, H. (Hrsg.): Zeugen des Wissens. S. 555—609. v. Hase und Koehler, Mainz 1986.

[7] Herrmann, T.: Klinische Strahlenbiologie kurz und bündig. VEB G. Fischer, Jena 1978.

[8] Hofmann, W., F. Steinhäusler: Die Mikrodosimetrie der Alphastrahlung des Radon und seiner Zerfallsprodukte zur Erklärung biologischer Strahlenreaktionen auf zellulärer Ebene. Z. angew. Bäder-Klimaheilkd. **26** (1979) 400—410.

[9] International Commission on Radiological Protection: Recommendations of the International Commission on Radiological Protection. ICRP Publication 26. Pergamon Press, Oxford 1977. Deutsche Ausgabe: G. Fischer, Stuttgart—New York 1978.

[10] Jacobi, W.: The consept of effective dose — a proposal for the combination of organ doses. Radiat. environ. Biophys. **12** (1975) 101.

[11] Jacobi, W.: Neue Konzepte des Strahlenschutzes. In: Reich, H. (Hrsg.): Medizinische Physik 1979, 10. Wissenschaftliche Tagung der Deutschen Gesellschaft für Medizinische Physik. S. 13—36. Hütig, Heidelberg 1979_1.

[12] JACOBI, W.: Das Lungenkrebsrisiko durch Inhalation von 222-Radon-Zerfallsprodukten. Z. Angew. Bäder-Klimaheilkd. **26** (1979_2) 431–437.

[13] JACOBI, W.: Lungenkrebs nach Bestrahlung: Das Radonproblem. Naturwissenschaften **73** (1986) 661–668.

[14] KATO, H., J. W. SCHULL: Studies of the Mortality of A-Bomb-Survivers. 7. Mortality 1950–1978, Part 1, Cancer Mortality. Radiat. Rec. **90** (1982) 395–432.

[15] KELLERER, A. M.: Biophysikalische Grundlagen der Wirkungen kleiner Strahlendosen. In: MESSERSCHMIDT, O. et al. (Hrsg.): Strahlenschutz in Forschung und Praxis. Bd. XXIII, S. 1–12. G. Thieme, Stuttgart–New York 1982.

[16] MORCZEK, A.: Strahlenbiologie. In: GOETZE, E. (Hrsg.): Lehrbuch der Pathologischen Physiologie. S. 225–260. G. Fischer, Jena 1962.

[17] OELSSNER, W.: Strahlung als Umweltfaktor — Belastungen und Risiken. Leopoldina (R 3) **30** 1984 (1986) 145–148.

[18] POHL, E.: Physikalische Grundlagen der Radontherapie: Organ- und Gewebedosen und ihre Bedeutung für Patient und Personal. Z. angew. Bäder-Klimaheilkd. **26** (1979) 371–380.

[19] POHL, E.: Strahlenexposition und Strahlenrisiko durch den Gehalt der Luft an natürlichen Radionukliden. In: MESSERSCHMIDT, O. (Hrsg.): Strahlenschutz in Forschung und Praxis. Bd. XXIII, S. 13–24. G. Thieme, Stuttgart–New York 1982.

[20] Staatliches Amt für Atomsicherheit und Strahlenschutz der DDR (Hrsg.): Results of radiation monitoring in the German Democratic Republic after Chernobyl. Report SAAS-349 (1987).

[21] STARGARD, A., S. GURSKY, G. ROCKSTROH: Zum Strahlenrisiko der Computertomographie. Radiol. diagn. **25** (1984) 205–212.

[22] STEUER, J., W. ANGERSTEIN: Methoden und Ergebnisse zur repräsentativen Erfassung der Strahlenbelastung der Bevölkerung durch röntgendiagnostische Maßnahmen. Radiol. diagn. **25** (1984) 475–485.

[23] STIEVE, F.-E.: Strahlenbelastung durch Medizinische Maßnahmen in der Röntgendiagnostik. In: REICH, H. (Hrsg.): Medizinische Physik 1979, 10. Wissenschaftliche Tagung der Deutschen Gesellschaft für Medizinische Physik. S. 37–48. Hütig, Heidelberg 1979.

[24] STIEVE, F.-E.: Strahlenschutz im Kindesalter. Internationale Empfehlungen zur Frage der Strahlenexposition im Kindes- und Jugendalter. Vortrag auf dem XXIV. Kongreß der Gesellschaft für Medizinische Radiologie der DDR, 14. — 17. 1. 1987 in Leipzig (im Druck).

[25] TUSCHL, H., H. ALTMANN: Untersuchungen über den Einfluß von Radon auf Immunsysteme und DNA-Stoffwechsel. Z. angew. Bäder-Klimaheilkd. **26** (1979) 392–399.

[26] United Nations Scientific Committee on the Effects of Atomic Radiation: Sources and Effects of Ionizing Radiation. 1977-Report to the General Assembly, with Annexes. UN, New York 1977.

[27] United Nations Scientific Committee on the Effects of Atomic Radiation: Ionizing Radiation: Sources and Biological Effects. 1982-Report to the General Assembly, with Annexes. UN, New York 1982.

[28] United Nations Scientific Committee on the Effects of Atomic Radiation: Genetic and Somatic Effects of Ionizing Radiation. 1986-Report to the General Assembly, with Annexes. UN, New York 1986.

[29] WATZNAUER, A.: Die Rolle des Radons (Isotop ^{222}Rn) als Umweltfaktor — Eine Übersicht. Sitzungsberichte der Sächsischen Akademie der Wissenschaften zu Leipzig, Math.-nat. Klasse, Bd. 116, H. 7. Akademie Verlag, Berlin 1983.

Anschrift des Verfassers:

Prof. Dr. WILHELM OELSSNER
Richard-Wagner-Straße 15
Holzhausen, DDR-7124

ZUR ENTDECKUNGSGESCHICHTE DES RADONS

W. Schüttmann

Die Balneotherapie hat wesentliche Beiträge zur frühen Forschungsgeschichte der Radonforschung geliefert. Sie hat kurz nach der Entdeckung des Radons mit dessen therapeutischer Anwendung begonnen. Dabei begegneten Fragen des Aufnahmeweges, des Metabolismus, der Ausscheidung den physikalischen Problemen des Abklingverhaltens, der Folgeprodukte, der Meßmethoden.

Es erscheint daher legitim, sich aus Anlaß eines Jubiläums der Radontherapie auch der Entdeckungsgeschichte des Radons zu erinnern, zumal angesichts der gegenwärtigen Aktualität des Radonthemas. Diese rührt einmal von der Tatsache her, daß die therapeutische Anwendung des Radons in letzter Zeit eine deutliche Belebung erfahren hat [37]. Einen anderen Grund für diese Aktualität liefert die Einsicht in die krebserzeugende Wirksamkeit des Radons und seiner Folgeprodukte, die für den berufsbedingten Lungenkrebs der im radioaktiven Untertageklima arbeitenden Bergleute verantwortlich ist [35]. Die gleiche Eigenschaft macht das Radon auch für den Umweltschutz und die Wohnungshygiene zu einem aktuellen Anliegen: Bei einem Anstieg der Radonkonzentration in Aufenthaltsräumen, vor allem infolge Verminderung des Luftwechsels aus Gründen der Energieeinsparung, kann die karzinogene Wirksamkeit von Bedeutung werden [36].

Zur Vorgeschichte der Entdeckung des Radons

Die Entdeckung des Radons ist eingebettet in die frühe Radioaktivitätsforschung. Diese beginnt 1896 mit Henri Becquerel (1852–1908). Seine Untersuchungen wurden ausgelöst durch die Entdeckung W. C. Röntgens (1845–1923). Röntgen hatte Anfang 1896 Sonderdrucke von der Publikation seiner Entdeckung mit Abzügen seiner ersten Aufnahmen an befreundete Kollegen, unter ihnen Henri Poincaré (1854–1912) in Paris versandt. Dieser brachte auf der montäglichen Sitzung der französischen Akademie der Wissenschaften am 20. Januar 1896 das Thema „X-Strahlen“ unter Demonstration der Röntgenaufnahmen zur Sprache. Unter den Teilnehmern der Sitzung war Becquerel, Mitglied der Akademie seit 1889 und seit 1892 Professor am „Museum national de l'histoire naturelle“ u. a. mit Themen der Optik, insbesondere Phosphoreszenz- und Fluoreszenzphänomen beschäftigt.

Die Auskunft, daß die X-Strahlen jeweils von der Stelle der Röhrenwand ausgehen, an der die Katodenstrahlen auftreffen und die dabei eine Fluoreszenz aufweist, löste bei Becquerel den Gedanken aus, ob vielleicht fluoreszierende Körper neben dem Fluoreszenzlicht auch noch eine den Röntgenstrahlen ähnliche Strahlung aussenden.

Die von Becquerel umgehend in Angriff genommenen Untersuchungen führten zu dem Ergebnis, daß unter allen getesteten Materialien nur Kristallplättchen von Uranylkaliumsulfat einen Effekt ähnlich dem der Röntgenstrahlen auf einer verhüllten Photoemulsionsplatte bewirkten. Entgegen seiner ursprünglichen Annahme fand BECQUEREL diesen Effekt auch ohne vorherige Belichtung des Uraniumsalzes.

Damit war die spontane Strahlung der Uraniumkristalle entdeckt, über die BECQUEREL am 2. März 1896 vor der Akademie berichtete [38].

Im Herbst 1897 griff Marie CURIE (1867—1934) nach der Geburt ihrer Tochter Irene bei der Suche nach einem Thema für ihre Doktorarbeit die Entdeckung BECQUERELS auf. Sie stellte sich die Aufgabe, die Natur der Uraniumstrahlen aufzuklären.

Sie begann mit der Suche nach weiteren spontan strahlenden Substanzen unter einer Vielzahl von Mineralien, Erzen, Kristallen. Bei dieser Suche kam ihr der deutsche Physiker G. C. SCHMIDT (1865—1949) in Erlangen mit einem Erfolg zuvor. Dieser berichtete [34] am 4. Februar 1898 vor der Physikalischen Gesellschaft in Berlin, daß Thorium und seine Verbindungen ähnliche Strahlen wie die Uraniumsalze aussenden. Wenig später, am 12. April 1898, berichtete Marie CURIE ebenfalls über die strahlenden Eigenschaften des Thoriums [2]. In der gleichen Mitteilung beschrieb sie eine Beobachtung, die für ihre weiteren Forschungen, ja für ihr ganzes Leben wegweisend werden sollte. Bei ihren Untersuchungen zeigten einige Uraniummineralien wie Pechblende oder Chalcolith, ein Kupferuranylphosphat, eine größere Aktivität ihrer Strahlungseigenschaften als Uranium selbst.

Marie CURIE zog aus dieser Beobachtung zwangsläufig den Schluß, daß in den erwähnten Mineralien neben dem Uranium noch ein anderes, viel aktiveres Element enthalten sein müsse. Sie suchte diese Elemente mittels fortschreitender fraktionierter Kristallisation anzureichern und zu identifizieren, wobei ihr Mann Pierre CURIE (1865 bis 1906) ihr vor allem bei den Meßaufgaben zur Seite stand. Der Ansatz ihrer Untersuchungen erwies sich als richtig. Bereits am 18. Juli 1898 konnten die beiden CURIES [6] mitteilen, daß eine von ihnen isolierte Wismutfraktion eine 400mal so starke Aktivität wie Uranium aufwies. Für das dafür verantwortlich gemachte neue Element schlugen sie — nach dem Heimatland von Marie — den Namen Polonium vor.

Die bei den Trennungsarbeiten als ebenfalls aktiv ermittelte Bariumfraktion wurde anschließend weiter bearbeitet, wobei die CURIES von ihrem Mitarbeiter Gustave BEMONT unterstützt wurden. Am 26. Dezember 1898 berichteten die drei [7] über eine Bariumfraktion, die sogar 900mal aktiver als Uranium war. Das in ihr angenommene neue Element wurde wegen dieser hohen Strahlungseigenschaft Radium genannt.

Die von den CURIES angestrebte weitergehende Anreicherung der vermuteten neuen Elemente konnte erst in Angriff genommen werden, als ihnen größere Mengen an Ausgangsmaterial zur Verfügung stand. Dieses erhielten sie dank der Großzügigkeit der österreichischen Regierung zu günstigen Bedingungen aus St. Joachimsthal im böhmischen Erzgebirge. Es handelte sich um Haldenmaterial, das in der dortigen Uraniumfabrik bei der Aufarbeitung der in St. Joachimsthal abgebauten Pechblende auf Uranium in den vorangegangenen Jahrzehnten angefallen war.

Die Entdeckung des Radons

Bei ihren Anreicherungsarbeiten im Jahre 1899 beobachteten die CURIES ein auffälliges Phänomen, über das sie erstmals am 6. November 1899 vor der Akademie berichteten [8]. Sie fanden, daß die radioaktiven Präparationen ihrer inaktiven Umgebung eine bestimmte Aktivität mitteilten. Die genauere Verfolgung dieses Phänomens ergab, daß nach Beginn der Exposition diese mitgeteilte Aktivität im Verlauf einiger Stunden ansteigt, dann ein nahezu konstantes Niveau einhält und nach Entfernung der radioaktiven Präparate entsprechend einem asymptotischen Verlauf wieder zurückgeht. Die Autoren bezeichneten dieses Phänomen, für das sie eine Erklärung zunächst schuldig bleiben mußten, als „induzierte Radioaktivität" („radioactivité induite").

Auf ein ähnliches Phänomen war Ernest Rutherford (1871—1937) an der McGill-Universität in Montreal in Kanada gestoßen, wohin er 1898 vom Cavendish-Laboratorium unter J. J. Thomson in Cambridge weg berufen worden war. In Montreal setzte Rutherford seine Studien an den Strahlungseigenschaften des Uraniums und Thoriums fort. Im Frühjahr 1899 berichtete er zusammen mit seinem Chemikerkollegen Owens (1870—1940) [29] in einer vorläufigen Mitteilung über vergleichende Untersuchungen der Strahlung des Uraniums und Thoriums. Darin beschreiben die Autoren ein vom Uranium abweichendes, auffälliges Verhalten des von ihnen untersuchten Thoriumoxids. Mit diesem erzielen sie überraschenderweise wechselnde Resultate: Seine Strahlung ist „not constant, but varied in a most capricious manner". Wurde das Thoriumoxidpräparat einem Luftstrom ausgesetzt, nahm sein Aktivitätsverhalten bis zu einem bestimmten Niveau ab, um danach bei Luftstille allmählich wieder auf den alten Wert anzusteigen: „The sensitiveness of thoriumoxide to slight currents of air is very remarkable."

Diesem „bemerkenswerten" Phänomen geht Rutherford in sehr gründlichen und ingeniösen Experimenten nach. Im Januar und Februar 1900 berichtet er [26, 27] über seine Ergebnisse. Er findet eine Erklärung in der Annahme, daß das Thoriumoxid neben einer spontanen Strahlung noch fortwährend radioaktive Teilchen aussendet, die ihre Aktivität mehrere Minuten behalten und in der Lage sind, benachbarte Körper für mehrere Tage ebenfalls radioaktiv zu machen. Geniale Versuchsanordnungen führen ihn zu dem Schluß, daß eine gasförmige Absonderung des Thoriums die Ursache des Phänomens sein müsse. Er bezeichnet diese der Kürze halber als „emanation" („this ‚emanation', as it will be termed for shortness ..."). Die Erscheinung, daß diese Emanation ihrer Umgebung radioaktive Eigenschaften verleiht, belegt er mit dem Begriff „erregte Radioaktivität" („excited radioactivity"). Besonders folgenreich wurde seine Beobachtung, daß sich diese erregte Radioaktivität auf einem negativ geladenen Körper als ein „active deposit" anreichern läßt.

Im Mai 1900 wurden diese Ergebnisse Rutherfords in einer deutsch-sprachigen Kurzfassung publiziert [28]. In einer Fußnote bemerkte der Übersetzer zum Begriff „emanation": „Ich verzichte absichtlich auf eine Verdeutschung des vom Verf. für die neue Erscheinung benutzten Ausdrucks". Damit wurde die Bezeichnung Emanation in die deutsche Fachsprache eingeführt.

Seine Entdeckung der Emanation des Thoriums wurde für Rutherford zum Ausgangspunkt, zusammen mit Frederik Soddy (1877—1956) in weiteren Studien zum Verhalten der erregten Radioaktivität die Gesetze des radioaktiven Zerfalls und der Atomumwandlung abzuleiten [30, 31, 32].

Das Bemühen Rutherfords, auch für die von den Curies beschriebene induzierte Radioaktivität des Radiums ein gasförmiges Produkt als Ursache nachzuweisen, blieb erfolglos, obwohl die Ähnlichkeit beider Phänomene auf der Hand lag. Grund dafür war die geringe Aktivität der Rutherford zur Verfügung stehenden Radiumpräparate.

Dieser Nachweis gelingt dagegen dem deutschen Physiker Ernst DORN (1848–1916) in Halle. Mit wesentlich aktiveren Radiumpräparaten kann er mit der RUTHERFORDschen Methodik eine Emanation des Radiums darstellen, über die er am 23. Juni 1900 erstmals auf einer Sitzung der Naturforschenden Gesellschaft in Halle vorgetragen hat [16]. Die von dieser Radiumemanation erregte sekundäre Radioaktivität klingt jedoch wesentlich schneller ab als die von Thorium induzierte. Während bei letzterer die Halbwertszeit etwa 11 Stunden beträgt, fand DORN bei seinen Radiumstudien eine wesentlich kürzere Abklingzeit. DORN zog aus dieser Beobachtung den Schluß, daß es sich bei der vom Radium stammenden Emanation um eine qualitativ andere Substanz handeln müsse. Damit wurde DORN zum Entdecker der Emanation des Radiums.

Die Publikationen von RUTHERFORD und von DORN bewegten die französischen Forscher, die Untersuchungen zur induzierten Radioaktivität des Radiums wieder aufzunehmen. Im März 1901 berichtete Pierre CURIE und sein Mitarbeiter DEBIERNE in zwei rasch aufeinander folgenden Referaten vor der Akademie der Wissenschaften in Paris [9, 10]. Sie bestätigten die Arbeitsergebnisse von RUTHERFORD und von DORN, konnten jedoch über Jahre hinweg sich nicht dem Schritt RUTHERFORDS anschließen und den von diesem postulierten Gascharakter der Emanationen vorbehaltlos akzeptieren. Es entspann sich vielmehr ein hartnäckiger Meinungsstreit zwischen der englischen und der französischen Schule, bis die Auffassung RUTHERFORDS allgemein anerkannt wurde [23].

Im Jahre 1899 hat DEBIERNE als Mitarbeiter der CURIES ein weiteres radioaktives Element aus der Pechblende isoliert, das Actinium [11]. In einer zweiten Mitteilung zu dieser Entdeckung [12] erwähnte er bereits, daß von dem Actinium, ähnlich wie von Radium, eine induzierende Wirkung ausgeht, die dadurch erregte Radioaktivität jedoch sehr schwach sei. 1903 konnte er [13] als Ursache dafür eine Emanation des Actiniums nachweisen, genauer beschrieben 1904 [14].

Damit waren ab 1899 innerhalb weniger Jahre die Emanationen des Thoriums, Radiums und Actiniums entdeckt und als deren Folgeprodukte identifiziert worden.

Unter dieser umständlichen Bezeichnung der Emanationen wurden sie über lange Zeit hinweg in der wissenschaftlichen Literatur erörtert. Erst 1918 hat SCHMIDT [33] vorgeschlagen, an ihrer Stelle die aus ihren ersten und letzten Silben gebildeten Kunstwörter Radon, Thoron und Acton, später Actinon, zu verwenden. Inzwischen ist das Kunstwort „Radon“ zur Kennzeichnung aller drei Isotope des Elementes mit der Ordnungszahl 86 und dem Symbol Rn festgelegt worden, so daß für die Radiumemanation gilt ^{222}Rn, für die Thoriumemanation ^{220}Rn und für die Antiniumemanation ^{219}Rn.

Den Entdeckungen der Emanationen folgten sehr rasch weitere Beobachtungen, die für die therapeutische Nutzung der Emanationen von entscheidender Bedeutung waren. Julius ELSTER (1854–1920) und Hans GEITEL (1855–1923) entdeckten, daß die Emanation ein natürlicher Bestandteil der Atmosphäre ist und daß ihr Ursprung in dem mehr oder weniger großen Gehalt der Erdrinde an Uranium und Radium zu suchen ist [17, 18, 19]. Dieser Entdeckung folgte wiederum der Nachweis der Anwesenheit der Emanation in Quell- und Brunnenwässern, mit dem unmittelbar der Weg zur Emanations-Balneotherapie eröffnet wurde [22, 25, 40].

Zusammenfassung

Das 75jährige Jubiläum der therapeutischen Nutzung der radonhaltigen Quellen in Bad Brambach wird zum Anlaß genommen, der Entdeckungsgeschichte des Radons zu gedenken, zumal die Radonthematik auch aus anderen Gründen in letzter Zeit aktuell geworden ist. Diese Gründe werden eingangs erörtert. Die Entdeckungsgeschichte des Radons ist Bestandteil der frühen Radioaktivitätsforschung. Ihr Weg von der Entdeckung der spontanen Uraniumstrahlung durch BECQUEREL über den Nachweis der neuen radioaktiven Elemente Polonium und Radium durch die CURIES bis zur Beobachtung der induzierten Radioaktivität durch die gleichen Forscher und durch RUTHERFORD wird verfolgt. Die Untersuchung der induzierten Radioaktivität führte zur Entdeckung der Thoriumemanation durch RUTHERFORD und der Radiumemanation durch DORN. Zum Schluß wird auf die sich anschließenden Entdeckungen der Anwesenheit von Emanation in der Atomsphäre und ihrer Ausgangsmaterialien in der Erdrinde durch ELSTER und GEITEL und des Gehalts von Quell- und Brunnenwässern an Emanation hingewiesen, da diese Entdeckungen den Weg zur therapeutischen Nutzung des Radons eröffnet haben.

Literatur

[1] BECQUEREL, H.: Sur diverses propriétés des rayons uraniques. C. R. Acad. Sci. **123** (1896) 855–859.

[2] CURIE, M.: Rayons émis par les composés de l'uranium et du thorium. C. R. Acad. Sci. **126** (1898) 1101–1103.

[3] CURIE, M.: Untersuchungen über die radioaktiven Substanzen. Friedrich Vieweg und Sohn, Braunschweig 1904.

[4] CURIE, M.: Die Radioaktivität. 2 Bände. Akad. Verlagsgesellsch., Leipzig 1911/1912.

[5] CURIE, M.: Selbstbiographie. B. G. Teubner Verlagsgesellsch., Leipzig 1962.

[6] CURIE, P., M. CURIE: Sur une substance nouvelle radioactive, contenue dans la pechblende. C. R. Acad. Sci. **127** (1898) 175–178.

[7] CURIE, P., M. CURIE, G. BEMONT: Sur une nouvelle substance fortement radio-active, contenue dans la pechblende. C. R. Acad. Sci. **127** (1898) 1215–1217.

[8] CURIE, P., M. CURIE: Sur la radioactivité provoquée par les rayons de Becquerel. C. R. Acad. Sci. **129** (1899) 714–716.

[9] CURIE, P., A. DEBIERNE: Sur la radio-activité induite provoquée par les sels de radium. C. R. Acad. Sci. **132** (1901) 548–551.

[10] CURIE, P., A. DEBIERNE: Sur la radio-activité induite et les gaz activés par le radium. C. R. Acad. Sci. **132** (1901) 768–770.

[11] DEBIERNE, A.: Sur une nouvelle matièrere radio-active. C. R. Acad. Sci. **129** (1899) 593–595.

[12] DEBIERNE, A.: Sur un nouvel élément radio-actif: l'actinium. C. R. Acad. Sci. **130** (1900) 906–908.

[13] DEBIERNE, A.: Sur la radio-activité induite provoquée par les sels d'actinium. C. R. Acad. Sci. **136** (1903) 446–449.

[14] DEBIERNE, A.: Sur l'émanation de l'actinium. C. R. Acad. Sci. **138** (1904) 411–414.

[15] DEMARCAY, E.: Sur le spectre d'une substance radio-active. C. R. Acad. Sci. **127** (1898) 1218.

[16] DORN, E.: Über die von radioaktiven Substanzen ausgesandte Emanation. Abhandl. Naturforsch. Ges. Halle **23** (1901) 1–15.

[17] Elster, J., H. Geitel: Über eine fernere Analogie in dem elektrischen Verhalten der natürlichen und der durch Becquerelstrahlen abnorm leitend gemachten Luft. Phys. Z. **2** (1901) 590–593.
[18] Elster, J., H. Geitel: Über die radioaktive Emanation in der atmosphärischen Luft. Phys. Z. **4** (1903) 522–530.
[19] Elster, J., H. Geitel: Über die radioaktive Substanz, deren Emanation in der Bodenluft und der Atmosphäre enthalten ist. Phys. Z. **5** (1904) 11–20.
[20] Fleischer, R. L.: A possible association between lung cancer and a geological outcrop. Health Physics **50** (1986) 823–827.
[21] Geitel, H.: Über die durch atmosphärische Luft induzierte Radioaktivität. Phys. Z. **3** (1901) 76–79.
[22] Himstedt, F.: Über die Ionisierung der Luft durch Wasser. Ann. d. Phys. **12** (1903) 107–123.
[23] Malley, M.: The discovery of atomic transmutation: Scientific styles and philosophies in France and Britain. Isis **70** (1979) 213–223.
[24] Meyer, S.: Die Vorgeschichte der Gründung und das erste Jahrzehnt des Institutes für Radiumforschung. Wien. Sitz. Ber. Akad. d. Wiss. IIa **159** (1950) 1–26.
[25] Pocchettino, A., S. Sella: Elektrische Leitfähigkeit der von einem Wassergebläse kommenden Luft. Ref. in Naturwiss. Rundsch. **17** (1902) 590–591.
[26] Rutherford, E.: A radioactive substance emitted from thorium compounds. Philos. Mag. **49** (1900) 1–14.
[27] Rutherford, E.: Radioactivity produced in substances by the action of thorium compounds. Philos. Mag. **49** (1900) 161–192.
[28] Rutherford, E.: Über eine von Thoriumverbindungen emittierte radioaktive Substanz. Phys. Z. **1** (1900) 347–348.
[29] Rutherford, E., R. B. Owens: Thorium and uranium radiation (Preliminary note). Transactions Roy. Soc. Canada, Sektion III, **2** (1899) 9–12.
[30] Rutherford, E., F. Soddy: The radioactivity of thorium compounds: I. An investigation of the radioactive emanations. Transact. Chem. Soc. **81** (1902) 321–350.
[31] Rutherford, E., F. Soddy: The radioactivity of thorium compounds: II. The cause and nature of radioactivity. Transact. Chem. Soc. **81** (1902) 837–860.
[32] Rutherford, E., F. Soddy: Radioactive change. Philos. Mag. **5** (1903) 576–591.
[33] Schmidt, C.: Periodisches System und Genesis der Elemente. Z. Anorg. Allgem. Chemie **103** (1918) 79–118.
[34] Schmidt, G. C.: Über die von Thorverbindungen und einigen anderen Substanzen ausgehende Strahlung. Wiedemanns Ann. **65** (1898) 141–151.
[35] Schüttmann, W.: Ionisierende Strahlung und Bronchialkarzinom. Z. Erkrank. Atm.org. **159** (1982) 3–15.
[36] Schüttmann, W.: Die Bedeutung des Radons und seiner Folgeprodukte für die Wohnungshygiene. Z. gesamte Hyg. **31** (1985) 326–331.
[37] Schüttmann, W.: Aus den Anfängen der Radontherapie. Z. gesamte inn. Med. **41** (1986) 451–456.
[38] Schüttmann, W.: Henri Becquerels Weg zur Entdeckung eines Phänomens: Radioaktivität. wissenschaft und fortschritt **37** (1987) 8–10.
[39] Thomson, J. J.: Experiments on induced-radioactivity in air, and on the electrical conductivity produced in gases when they pass through water. Philos. Mag. **4** (1902) 352–367.
[40] Thomson, J. J.: Radio-active gas from tap-water. Nature **68** (1903) 90–91.

Anschrift der Verfasser:

OMR Prof. Dr. med. habil. W. Schüttmann
Öseler Straße 17
Berlin-Biesdorf, DDR-1141

BEITRÄGE DER BERGAKADEMIE FREIBERG AB 1908 ZUR GRÜNDUNG DES SOGENANNTEN „RADIUMBADES BRAMBACH" 1912 UND ZUR GEOWISSENSCHAFTLICHEN ERKUNDUNG SEINER UMGEBUNG BIS 1969

W. Buchheim und H. Gast

Wie die vorangegangenen Ausführungen von W. Schüttmann hat es der folgende Beitrag ausschließlich mit der historischen Seite des Themas „Radioaktivität" zu tun, und zwar in einem auf Bad Brambach spezialisierten Sinn. Er soll eine Erläuterung geben, weshalb eingangs dieses Symposiums die Bergakademie Freiberg mehrfach apostrophiert wurde. Eine allererste Berührung von Freiberg mit dem Quellgebiet Elster-Brambach kam anscheinend durch Wilhelm August Lampadius zustande. Er war seit 1795 Professor für Chemie und Hüttenwesen an der Bergakademie und suchte 1812 die Säuerlinge von Elster und Brambach auf, um ihren Chemismus am Geschmack zu prüfen [4]. Von Radioaktivität hatte damals noch niemand auch nur eine blasse Ahnung. Die klassische Chemie war von Lavoisier, Scheele, Dalton und Berzelius gerade erst aus der Taufe gehoben worden. Ihr Wesen bestand ja eben darin, daß die Atome im Sinne griechischer Naturphilosophie als reale unveränderliche Bestandteile der Materie jetzt von der Chemie akzeptiert worden waren.

Die Radioaktivität aber zeigte uns etwa ein Jahrhundert später, daß diese Unveränderlichkeit nicht uneingeschränkt gilt und energetisch mit Konsequenzen verbunden ist, die die damalige Chemie noch nicht entfernt ahnte.

Möglicherweise hat aber gerade der Bericht von W. A. Lampadius dem Sächsischen Oberbergamt Anlaß gegeben, hundert Jahre später wieder einen Professor der Hüttenchemie, nämlich Carl Schiffner, in einer für den Sächsischen Staat sehr prekären Situation mit einer bald berühmt werdenden Erkundung der radioaktiven Wässer in Sachsen zu beauftragen. Sie hatte 1911 die Entdeckung der extrem hohen Quellaktivität von Brambach zur Folge. „Radioaktive Wässer in Sachsen" ist der Titel der bekannten Monographie von Schiffner aus dem Jahre 1912 zu diesem Gegenstand, die bis in unsere Zeit ein Standardwerk geblieben ist [7].

Diese „prekäre Situation" war (Zitat Schiffner) „das Einsetzen einer Bewegung im Königreich Sachsen Anfang 1908", die darauf abzielte, die hier auftretenden, zweifellos radioaktiven Wässer, die über die Uranpechblende von Jachimov (Joachimsthal) letztlich von M. und P. Curie zur Entdeckung des Radiums 1898 geführt hatten, aufzusuchen und zu verwerten. Die weitgehende Unkenntnis der geologischen und bergbaulichen Verhältnisse und der Bedingungen, unter denen die Radioaktivität von Naturwässern zustande kommen kann, führten in der breiten Öffentlichkeit zu übertriebenen und phantastischen Hoffnungen. „Zahlreiche Presseäußerungen", fährt Schiffner fort, „erzeugten an manchen Orten eine Aufregung, welche zutreffend als ‚Radiumfieber' bezeichnet worden ist", in den Symptomen ähnlich dem bekannten, nahezu gleichzeitigen „Goldrausch" im Westen von Nordamerika.

Um die Verhältnisse zu klären, allen aufkommenden phantastischen Spekulationen den Boden zu entziehen, damit einer Schädigung des sächsischen Fiskus vorzubeugen und die Rechte des sächsischen Staates auf Vergabe von etwaigen Konzessionen beizeiten zu sichern, erteilte das Sächsische Finanzministerium im Juli 1908 Prof. Carl SCHIFFNER den Auftrag, eine Großzahl sächsischer Grubenwässer auf ihre Radioaktivität hin zu untersuchen. Diese Untersuchungen, die auch das Eibenstocker Granitmassiv umfaßten, an dessen Schwelle das obere Vogtland mit Elster und Brambach liegt, bekamen durch die zahlreichen unerwartet positiven Ergebnisse bald einen solchen „Rückenwind", daß die Durchführung die Kräfte von SCHIFFNERS Lehrstuhl an der Bergakademie weit überstieg. Das führte dazu, daß ein hochbegabter Assistent, Dr. Max WEIDIG, mit dieser Aufgabe betraut wurde. Gleichzeitig wurden durch Verordnung vom 17. September 1908 ein „Radiumregal", im Oktober 1909 eine entsprechende „Wassernutzungserlaubnis" verkündet, die sich auf dieses „Regal" bezieht [3]. Mit beiden Verordnungen wurden radioaktive Mineralien wie auch radioaktive Wässer ausdrücklich zu Staatseigentum erklärt und ihre unberechtigte Nutzung unter Strafe gestellt. Dieses sogenannte „Radium-Regal" hat folgenden Wortlaut:

Verordnung,
die Gewinnung und Verwertung des Radiums betreffend, vom 17. September 1908.

„Wir, Friedrich August, von Gottes Gnaden König von Sachsen usw. verordnen ..., was folgt:

§ 1. Die Aufsuchung und Gewinnung radiumhaltiger Mineralien bleibt dem Staate vorbehalten. Er kann die Ausübung dieses Rechtes auf andere übertragen.

§ 2. Dasselbe gilt von der Aufsuchung und Benutzung von Bergwerks- und sonstigen Wässern zur gewerbsmäßigen Verwertung ihrer radioaktiven Eigenschaft, mag diese auf dem Gehalt an Emanation oder an gelösten Radiumsalzen beruhen.

§ 3. ...

§ 4. Wer auf ihrer natürlichen Ablagerung anstehende radiumhaltige Mineralien in der Absicht wegnimmt, sie sich rechtswidrig anzueignen wird mit Geldstrafe bis zu 300 M oder Gefängnis bis zu 3 Monaten bestraft. Der Versuch ist strafbar.

Gegeben zu Pillnitz am 17. September 1908
(gez.) Friedrich August."
Es folgen die Unterschriften von 5 Ministern.

Mit der zweiten Verordnung wurde u. E. juristisch neuer Boden betreten, indem der tatsächlichen oder (vermutlichen) therapeutischen Heilwirkung der Rang eines volkswirtschaftlichen Wertes erteilt wurde, dessen Gebrauch der Staat regelt und notfalls durch seine Machtmittel schützt.

Die Bergakademie erhielt mit diesem Auftrag von 1909 eine „Radium-Forschungsstelle" bewilligt, die 1912 zu einem selbständigen „Radium-Institut" erweitert wurde. Sein erster Direktor war — leider nur für kurze Zeit wegen seines frühen Todes im November 1912 — der erst im Juni des gleichen Jahres zum a. o. Professor ernannte Dr. Max WEIDIG. Anlaß hierzu war für die sächsische Regierung, daß C. SCHIFFNER, M. WEIDIG und R. FRIEDRICH 1912 eine umfassende Monografie „Radioaktive Wässer in Sachsen" veröffentlichen konnten, die noch heute ein Standardwerk darstellt.

Nach einer Pressenotiz vom 25. 8. 1911 gingen die Pläne SCHIFFNERS aber noch wesentlich weiter, nämlich bis zu einem „Institut für Radiumforschung", das die gesamte damalige — auch medizinische! — Radiologie umfassen sollte. Hierfür wäre die Bergakademie natürlich ein viel zu enger Rahmen gewesen. Diese Pläne sind aber nach

1945 wie in anderen Ländern z. B. auch in der DDR verwirklicht worden (Institute für Isotopenforschung der AdW der DDR und andere).

Die Brambacher Hauptquelle, zunächst „Neue Quelle", später „Wettinquelle", jetzt „Radonquelle" genannt, verdankt ihre Erkennung als eine der aktivsten Quellen überhaupt indirekt schließlich auch der unermüdlichen Tätigkeit von Max WEIDIG, der die Aktivitäten von etwa tausend Quellen im ganzen Erzgebirgsraume bis hin zur Lausitz mit einfachsten Meßgeräten (z. B. dem „Fontaktoskop" und anderen nach dem Elektrometerprinzip arbeitenden Meßgeräten) bestimmt hat. Er kann aber — tragischerweise — nicht als wirklicher „Entdecker" gelten. Das war vielmehr die G.m.b.H. „Brambacher Sprudel AG", die sich im April 1911 an eine kommerzielle Einrichtung, nämlich das „Chemische Labor Fresenius" in Wiesbaden um Bestimmung der Radioaktivität gewandt hatte. Dort wurde im April 1911 von FRESENIUS und CZAPSKI der noch nirgendwo anders gefundene extrem hohe Wert von 2270 Mache-Einheiten im (heutigen Maß also 30,6 kBq/l) gemessen. So sind an der etwas „diffusen" Entdeckung der Brambacher Radonquelle also gleichermaßen beteiligt:

1. die Bergakademie Freiberg über die große Erkundungskampagne von C. SCHIFFNER als Organisator und ihre Durchführung durch Dr. WEIDIG als Ausführender;
2. die Brambacher Sprudel-AG als Auftraggeber;
3. das „Chemische Labor Fresenius Wiesbaden" mit Dr. FRESENIUS und Dr. CZAPSKI als den faktisch Durchführenden der Aktivitätsmessung.

Die Entdeckung der Brambacher Hauptquelle ist also gewissermaßen einem spontanen Zusammenwirken zu verdanken, ohne daß eine eigentliche Planung vorgelegen hätte — eine merkwürdige, in Wirklichkeit aber zu dieser Zeit wohl gar nicht seltene Art von Entdeckung!

Um die Neue Quelle strahlentherapeutisch nutzbar zu machen, beschränkte man sich mangels geeigneter Räume in Brambach zunächst auf Inhalation. Diese erfolgte vorerst interimistisch mit dem nach Elster per Fuhrwerk überführten Quellwasser in einem „Emanatorium". Das war der Anfang einer Radontherapie, die auf die „Neue Quelle" gegründet war!

Das Radiuminstitut der Bergakademie hat von November 1912 an bis zu seiner Auflösung 1945 neben vielen Forschungsaufgaben, Begutachtungen und Beratungen auch die geophysikalische (z. T. auch quellenkundliche) Betreuung der Brambacher Quellen wahrgenommen. Die Namen seiner Direktoren (M. WEIDIG 1912, H. W. SCHMIDT 1912—13, KOHLRAUSCH 1913—14, P. LUDEWIG 1916—27 und G. AECKERLEIN 1927—45) sind sämtlich mit Veröffentlichungen georadiologischer Thematik in der Literatur eingegangen, davon betrifft ein wesentlicher Teil auch Brambach. Dazu treten Arbeiten von Wissenschaftlern, die nicht der Bergakademie angehörten, aber am Radiuminstitut gearbeitet haben und deren Ergebnisse sich auf die radiometrische Quellenforschung letzten Endes auch in Brambach ausgewirkt haben. Hier muß vor allem Dr. E. LORENSER genannt werden, der ein Bodenluft-Emanometer konstruierte und einführte, das speziell in Brambach durch H. WITTE [9] Anwendung fand. Spezielle, vom Radiuminstitut der Bergakademie in Brambach durchgeführte Untersuchungen, sind die von H. LUDEWIG und von H. WITTE von 1925 und 1926 [5], von W. VOGT 1935 [8] (nach dem das VOGTsche Quellspaltensystem benannt wurde) und die von seinem langjährigen Direktor G. AECKERLEIN über radiometrische Prospektion; der aber erst nach der Auflösung des Radiuminstituts auf Veranlassung der Sowjetischen Militär-Administration 1945 publiziert wurde. Die Wahrnehmung der Radiometrie wurde in dieser Zeit (unter den gebotenen Einschränkungen) von den beiden Physikalischen Instituten der Bergakademie getragen.

Mit dem Erstarken einer „geophysikalischen Erkundung" nach dem 2. Weltkrieg und der Gründung von zwei unabhängigen geophysikalischen Instituten an der Bergakademie 1950 trat auch das Interesse an der Umwelt der Quellen von Brambach in eine neue Phase ein: Dieses Interesse konzentrierte sich jetzt auf Geotektonik und Hydrogeologie der weiteren Umgebung. Auch der Gefährdung der Quellen durch technische Umweltvorgänge wurde jetzt Aufmerksamkeit geschenkt. In den Jahren 1955/56 wurde vom Institut für Angewandte Geophysik unter Leitung von O. Meisser die Frage einer eventuellen Beschädigung der Quellfassungen durch Steinbruchsprengungen im Bereich des nahen Schönberger Granits bearbeitet (mit der Durchführung waren beauftragt: H. Militzer und Chr. Knothe). Der geophysikalischen Kartierung von tektonischen Strukturdetails nahm sich zwischen 1965 und 1968 besonders das Institut für Theoretische Physik und Geophysik der Bergakademie (unter der Leitung von W. Buchheim) an. Von diesem Institut wurde die geoelektrische Kartierung des oberen Vogtlandes, die von verschiedenen staatlichen Einrichtungen in der DDR und in der ČSSR angesichts der steigenden Nutzung der Staatsbäder Elster, Brambach, Franzensbad und Karlsbad nach 1956 begonnen worden war, weiter vervollständigt und einheitlich dargestellt. Die in Schweden erfundene und erprobte „Turam-Methode" der elektromagnetischen Kartierung [2] wurde hierfür auch von der Bergakademie Freiberg (durch H. Gast) eingesetzt [1]. Bei diesem Meßverfahren verursachen tiefreichende, langgestreckte Zonen guter elektrischer Leitfähigkeit anomale Änderungen der magnetischen Feldkomponenten des Wechselfeldes, während der Einfluß oberflächennaher Leitfähigkeitsänderungen vernachlässigbar klein ist.

Tiefreichende Klüfte mit hydrothermal verändertem Nebengestein sind Zonen guter elektrischer Leitfähigkeit bezogen auf das ungestörte feste Gestein.

Bereits Weidig [7] hatte festgestellt, daß „die Mineralwässer auf steilstehenden, mit derbem Quarz gefüllten Spalten austreten, die teils in O—W-Richtung, teils in N—S-Richtung streichen". In Zusammenarbeit des damaligen Geologischen Instituts mit dem Radiuminstitut der Bergakademie Freiberg wurde Anfang der 30er Jahre das Röthenbachtal oberhalb Brambachs geologisch und radiometrisch mit inzwischen verbesserten Geräten untersucht. Vogt [8] gibt 1935 ein etwa NNW—SSE-verlaufendes Quellspalten-Kluftsystem im Röthenbachtal an, das er als Zubringer des Mineralwassers des Radiumbades Brambach ansieht.

Aus den Ergebnissen der im Gebiet zwischen Bad Elster und Bad Brambach in den Jahren 1956 bis 1969 mit dem Turam-Verfahren vermessenen Flächen wurde eine Übersichtskarte entworfen (Anlage 1).

Diese Karte stellt den Verlauf der maximalen negativen Phasenwinkel dar: schwarze Linien. Dabei bedeuten die dünnen Linien Phasenwinkel von $-1°/20$ m bis $-3°/20$ m im Maximum und die dicken Linien Phasenwinkel $> -3°/20$ m im Maximum. Die oberflächennah gelegenen Mineralwasserbrunnen sind als schwarze Kreise gezeichnet. Man erkennt, daß die Mineralwasserquellen von Sohl, Doubrava und Oberbrambach mit den Turam-Indikationen sehr gut korrelieren und die Brunnen von Sohl und Oberbrambach an Kreuzungspunkten von verschiedenen Richtungen gelegen sind. Damit wird bestätigt, daß die Turam-Indikationen im wesentlichen durch tektonische Spalten verursacht sind, so daß die Karte ein Bild von Kluftsystemen wiedergibt.

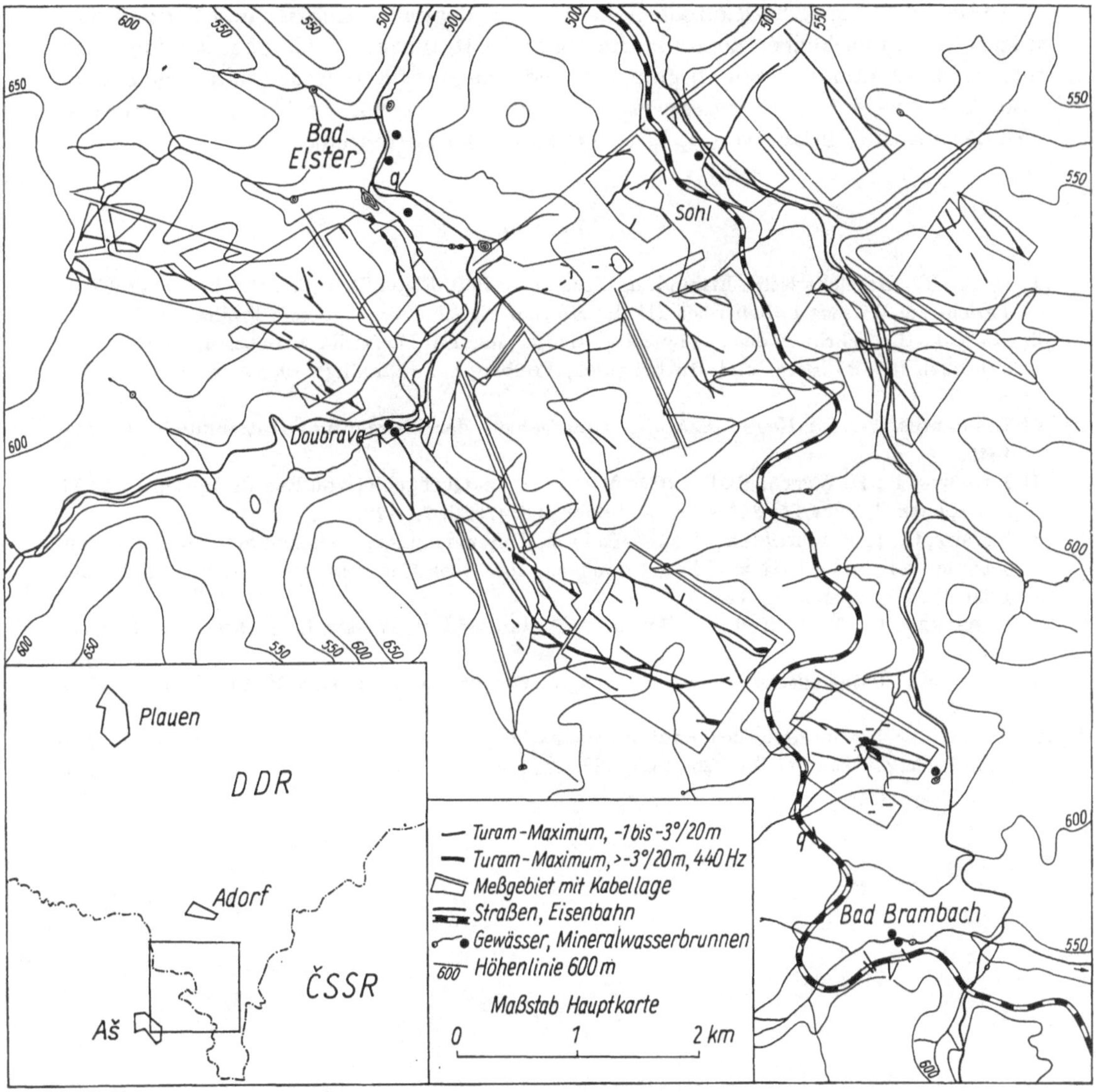

Anlage 1
Übersichtskarte der im Gebiet zwischen Bad Elster und Bad Brambach in den Jahren 1956 bis 1959 mit dem Turam-Verfahren vermessenen Flächen

Dieses Bild ist gestört und unvollständig durch lange Elektroenergie- oder Wasser-Leitungen und durch Unterbrechungen wegen der Bebauung, so daß mit großer Wahrscheinlichkeit auch im nichtvermessenen Gebiet Turam-Indikationen vorhanden sind, die die dargestellten Indikationen verbinden. Die Quellen von Bad Elster und Bad Brambach konnten wegen der Bebauung nicht unmittelbar in das Meßgebiet einbezogen werden. In der Ortslage von Bad Brambach sind einige der von Vogt [8] vermuteten Klüfte „V“ eingezeichnet, die sich gut in das übrige Bild einpassen.

Die Nachprüfung von tektonischen und hydrogeologischen Indizien und Vermutungen mittels Geophysik bleiben auch für Brambach im Hinblick auf den Schutz seiner hochaktiven, aber räumlich eng begrenzten und aus diesem Grunde wahrscheinlich als besonders störempfindlich einzuschätzende Quellen weiterhin höchst aktuell. Hierüber wird der nächste Vortrag von A. Watznauer einiges ausführen.

Literatur

[1] Gast, H.: Geoelektrische Erkundung Staatsbad Bad Elster/Bad Brambach. Unveröffentl. Bericht am Wissenschaftsbereich III der Sektion Physik. Bergakademie Freiberg 1971.

[2] Haalck, H.: Lehrbuch der angewandten Geophysik. Teil II. Berlin-Nikolassee, 1958, S. 72ff.

[3] Jahrbuch für das Berg- und Hüttenwesen, Freiberg/Sa. Jahrgänge 1908 A, S. c. 34 u. 1909 S. c. 95.

[4] Lampadius, W. A.: Neue Erfahrungen im Gebiete der Chemie und Hüttenkunde. Weimar 1816.

[5] Ludewig, P., H. Witte: Radioaktive Messungen im Quellgebiet von Bad Brambach I und II. Z. Geophys. 1 (1924/25) 242–250. Z. Geophys. 2 (1926) 70–77.

[6] Nosske, G., H. Särchinger: Geophysikalische Untersuchungen zwischen den Mineralquellengebieten von Bad Elster und Bad Brambach. Int. Geol. Congress, Rep. 21, Session Norden 1960, Pt. II, Copenhagen 1960.

[7] Schiffner, C., M. Weidig, R. Friedrich: Radioaktive Wässer in Sachsen. Freiberg/Sa. 1912.

[8] Vogt, W.: Radiologische Untersuchungen im Radiumbad Brambach. Z. Geophys. 11 (1935) 29–35.

[9] Witte, H.: Bestimmung des Radium-Emanationgehaltes von Erd- und Quellgasen in Bad Brambach. Z. Geophys. 2 (1926) 181–187.

DIE NATURWISSENSCHAFTLICHEN GRUNDLAGEN DES QUELLBEZIRKS VON BAD BRAMBACH

A. Watznauer

Allgemeines

Quellen bilden ein Subsystem des Systems „subterrane Wässer", das in engem Kontakt mit dem der „subaerischen" und „subaquatischen" steht, mit dem es eine hierarchisch geordnete Einheit bildet, die ihrerseits wiederum in den Gesamtkomplex des „irdischen" Wassers eingebettet ist. Diese komplexe Systemstellung macht die Quelle so empfindlich gegen äußere Einflüsse, so daß die alten Völker veranlaßt wurden, weibliche Gestalten, Namen und Symbole für den Begriff der Quelle zu verwenden, um damit deren Launenhaftigkeit und ihren Hang zur Geschwätzigkeit zum Ausdruck zu bringen.

Die schwere Erfaßbarkeit aller Vorgänge innerhalb des Systems Quelle, die sich zudem in einem stark zersplitterten hochkomplizierten Reaktionsraum abspielen, wie es der Porenraum eines Gesteins darstellt, sollte auch bei Versuchen, mathematisch-physikalische Modelle zu entwickeln, nicht übersehen werden. Ansätze und Versuche hierzu werden und können immer nur zu approximativen Ergebnissen führen, die durch eine unumgänglich notwendige Beobachtung der das System kennzeichnenden Zustandsgrößen ergänzt bzw. korrigiert werden muß.

Auf diese Frage wird bei dem Problem über die aus einem diffusen Vorrat durch ein Quellsystem gewinnbare Menge eines gewünschten Stoffes, hier des Radons, zurückzukommen sein. Es versteht sich, daß der Begriff „Quelle" weiter gefaßt ist als der der Heilquelle. Die Definition der Heilquelle ist durch chemische, physikalische, administrativ festgelegte charakteristische Werte bestimmt und nur auf einen streng definierten Einzelfall beziehbar.

I.

Die geologischen und hydrogeologischen Verhältnisse im Quellgebiet von Bad Brambach

A. Watznauer und U. Koch

Brambacher Spezifität, d. h. solche, denen eine therapeutische, besser biophysikalische Wirkung zugeschrieben bzw. als solche genutzt wird. Man kann, wie aus den folgenden Ausführungen entnommen werden kann, mit Sicherheit damit rechnen, daß Wässer mit erhöhter Aktivität im ganzen granitunterteuften Bereich des erzgebirgisch-fichtelgebirgischen Raumes auftreten. Ein Beispiel für das Gebiet des fichtelgebirgischen Granits zeigt die Abbildung 1. „Heilige Brunnel" sind aus allen Granitgebieten seit Jahrhunderten bekannt. Ein solches Quellsystem und — wie noch ausgeführt werden

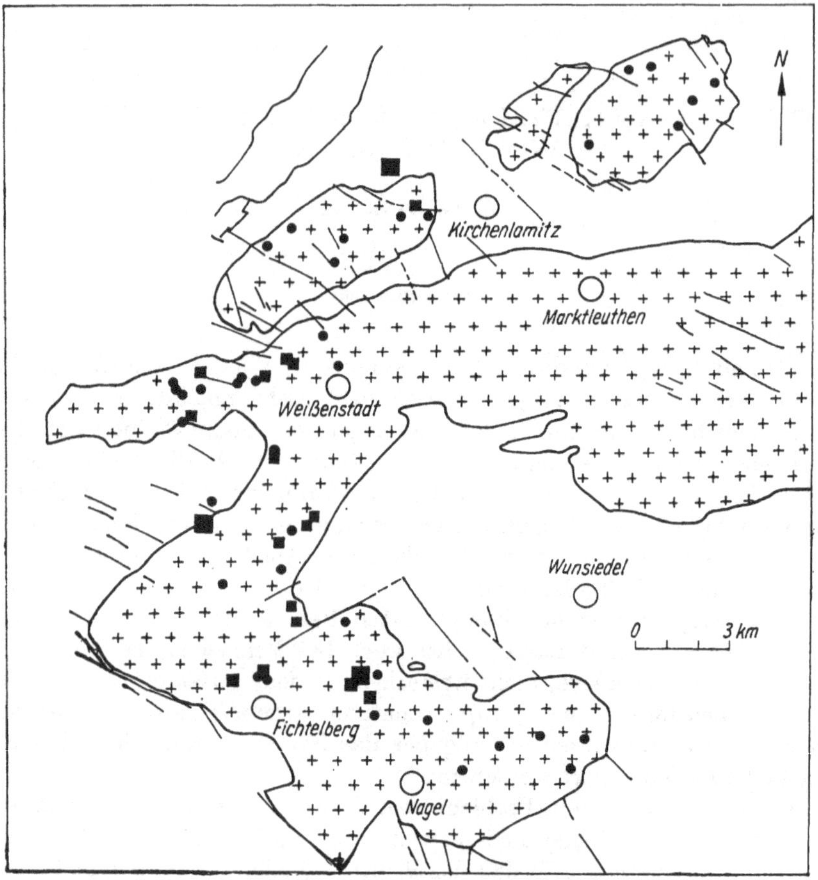

Abb. 1. 1981–85 im Fichtelgebirge (BRD) gefundene Radonquellen (nach Sansoni und Matthes 1985, vereinfacht)

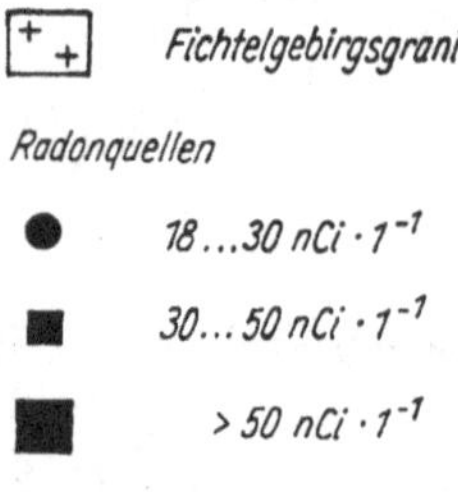

soll – dessen atmosphärische Umwelt sind die medizinische und wirtschaftliche Basis des gesamten Raumes Bad Brambach.

Diese Basis gilt es zu erhalten und gegen störende Einflüsse zu schützen. Es wurde mit Absicht therapeutisch durch biophysikalisch ergänzt, denn es möge die in einer Zeit höchster Strahlenhysterie so aktuelle Frage der Entscheidung zwischen biopositiver und bionegativer Wirkung des Phänomens „Strahlung“ der Medizin vorbehalten bleiben.

Primär wirksam ist ja nicht unmittelbar eine chemische Substanz, sondern ein auf eine Zelle bzw. einen Zellverband einwirkender physikalischer Vorgang. Die Wirkungsweise ist nicht immer klar. Eine sichere Basis für die Wirkungsweise eines Reparatursystems ist für eine Reihe von Mikroorganismen, von denen bekannt ist, daß sie bestimmte Glieder der Uranium-Zerfallsreihe als essentiellen Nährstoff benötigen, gefunden worden [13]. Eine Übertragung der Ergebnisse auf höhere Tiergruppen erscheint möglich.

Unter Brambach-spezifisch sei die Existenz von Radon und Kohlendioxid im Quellwasser und in der Atmosphäre verstanden. Auf die Klärung des Verhaltens dieser zwei Komponenten seien die folgenden Ausführungen konzentriert.

Am einfachsten sind die Verhältnisse für CO_2. Es hängt zweifellos mit dem tertiären, vor 15 Millionen Jahren sehr lebhaften Vulkanismus im Gebiet des böhmischen Mittelgebirges zusammen. Die Entgasung der magmatischen Massen liefert vor allem CO_2, das in Spalten, Klüften und intergranular im Gestein aufsteigt. Die enorme Anzahl von „Säuerlingen", die Zunahme der Temperatur um etwa 1 °C bei 10 bis 11 m Tiefe und der hohe Inkohlungsgrad der NW-Böhmischen Braunkohle zeigen, daß der Erkaltungsprozeß auch heute noch nicht abgeschlossen ist. Für das Bad Brambacher Radon-Quellsystem, von den reinen CO_2-Sprudeln wie Oberbrambach sei abgesehen, kommt dem CO_2-Aufstieg eine nicht unbeträchtliche Bedeutung als Gaslift zu. Der Aufstieg von Spaltenwässern, gleichgültig welcher Provenienz, wird durch die perlende Kohlensäure stark beschleunigt, ein Prozeß, dem für den kurzlebigen α-Strahler Rn-222 (Halbwertszeit 3,82 Tage) eine erhebliche Bedeutung zukommt. Längere Transportzeiten vom Radon-Bildungsort zum Austritt würden zwangläufig einen hohen Aktivitätsverlust bedeuten. Mit zunehmender Tiefe wird die Wirkung der CO_2-Perlen begrenzt. Das CO_2 bleibt gelöst, die Gasliftwirkung fällt weg und der Radontransport verlangsamt sich. Orte der Radonentstehung, die tiefer liegen als ein gewisser Grenzdruck, verlieren für den radonführenden Quellenaustritt stark an Bedeutung. Die Tiefenlage dieses Grenzdruckes hängt vom hydrostatischen Regime in der Quellspalte, von der Temperatur und vom atmosphärischen Druck am Quellort ab. In jüngster Zeit sind Beobachtungen bekanntgeworden, die darauf hindeuten, daß die Größe der CO_2-Perlen die Transportgeschwindigkeit des Radons beeinflußt.

Darüber hinaus hat der atmosphärische Druck Bedeutung für die Möglichkeit der Ausbildung von Radon-Akkumulationen in der Luft bestimmter Geländeabschnitte bei smog-artigen Wetterlagen. Die Wirkung des CO_2-Regimes ist, abgesehen von der therapeutischen Rolle des CO_2, spezifisch für Bad Brambach und erfordert große Aufmerksamkeit im Rahmen des Quellenschutzes.

Für die für Bad Brambach namengebende Komponente Rn-222 war die Situation, solange man in der „Emanation" der frühen kernphysikalischen Forschung den „Quellgeist" der mineralarmen bis -freien Wässer zu sehen glaubte, je nach Mentalität geheimnisvoll oder unheimlich.

Das Radon-222 ist bei normalen Druck- und Temperaturverhältnissen das einzige gasförmige Glied der Uranium-Reihe. Seine unmittelbare Muttersubstanz ist Ra-226 mit einer Halbwertszeit von 1600 Jahren. Dieses und die Rn-Folgeprodukte, von Po-218 über Bi-214 bis zu Pb-210 und Po-210, mit Halbwertszeiten von einigen Mikrosekunden bis zu 22,3 Jahren und deren physiko-chemisches Verhalten sind von ausschlaggebender Bedeutung für die Klärung der Genese der Bad Brambacher Mineralwässer in radioaktiver Hinsicht sowie für die Einschätzung des Spektrums ihrer therapeutischen Wirksamkeit und für strahlenschutztechnische Belange.

Die Muttersubstanz, das Uranium, hat in der Erdkruste eine sehr weite Verbreitung. Es ist 100mal häufiger anzutreffen als das begehrte Gold und stetiger Bestandteil aller Gesteine. Es ist primär in gewissen Gesteinen, wie Graniten, Porphyren usw. konzentriert, und dies ist für die geologische Situation des Bad Brambacher Raumes von grundlegender Bedeutung. Granite vom Typus der ca. 300 Millionen Jahre alten erzgebirgisch-fichtelgebirgischen enthalten rund 50 g/t Uranium. Man nahm früher an, daß das Uranium nur im Gitter der akzessorischen Minerale wie Apatit, Zirkon u. a. eingebaut ist, weiß aber heute, daß es unmittelbar als Uraniumoxid, also Pechblende, primär intergranular auftritt und mobilisierbar ist. Der Aufstieg von Lösungen erfolgt in Rissen und Spalten. Stark zerrüttete Gebirgsteile und Erdbebengebiete sind damit prädestinierte Aufstiegsbezirke. Das Obere Vogtland ist ein solches Gebiet, und es sind gemeinsam mit dem Zentralinstitut für Physik der Erde der AdW Untersuchungen über die Verbindung mit seismischen Vorgängen und dem Quellenregime begonnen worden.

Man nahm früher an, daß ein Spaltensystem — das sogenannte VOIGTsche — allein für die Lieferung des Radons verantwortlich sei. Dies trifft nicht zu. Wie eine ausgedehnte geochemische Prospektive zeigte, ist der gesamte Raum der oberen Röthenbachmule durch eine große Zahl gleichwertiger Störungen stark flächenhaft aufgelockert; das deckt sich im engeren Quellbezirk mit der anmoorigen Zusatzreihenfüllung dieses Bereiches (Abb. 2).

Da kein Zweifel besteht, daß im Verbreitungsgebiet des fichtelgebirgisch-erzgebirgischen Granites der Ursprung des Radons zu suchen ist, beantwortet sich die oft gestellte Frage nach dem primären Vorrat an Radon bzw. nach der Sicherheit seiner Lieferung angesichts der Hunderte von km^3 Granit und der Halbwertszeit des U-238 von $4{,}5 \cdot 10^9$ Jahren von selbst. Eine grundlegende Frage ist die bereits erwähnte nach der Menge des Radons, das aus dem Gesamtvorrat durch eine Quelle bzw. einen Quellbezirk nutzbar gemacht werden kann.

Sie ist noch weitgehend offen. Für Brambach ist die Situation insofern günstig, als es als seismisches Schüttergebiet von sich aus einen höheren Ausstoß an Radon garantiert und ein ausgedehntes Bruch- und Spaltensystem eine gewisse Kanalisierung der Aufstiegswege bedingt. Es sei jedoch darauf hingewiesen, daß die hohe Aktivität der Brambacher Quellen nicht allein darauf zurückgeführt werden kann.

Es versteht sich, daß in Granitgebieten durchweg ein höheres Radon-Strahlungsniveau in der Atmosphäre zu verzeichnen ist und es lokal zu überdurchschnittlichen Anomalien kommen kann [12]. Die primär aus den Uraniumgehalten der Granite abzuleitenden Radonkonzentrationen sind jedoch nicht so hoch, daß Aktivitäten im Quellwasser entstehen könnten, wie sie in Bad Brambach vorliegen. Hier muß ein zweiter Prozeß ablaufen, der eine Anreicherung von Radon-Muttersubstanz und -Folgeprodukten bewirkt. Für das Uranium kommt die leicht lösliche und damit leicht bewegliche 6wertige Form, das Uranylion UO_2^{2+} bzw. die nahezu unlösliche 4wertige in Betracht [4]. Solche Akkumulationsprozesse finden überwiegend im oberflächennahen Bereich des Untergrundes statt, können aber auch in 100 bis 200 m Tiefe in Erscheinung treten. Dabei spielt die stark adsorptive Wirkung von Substanzen mit großer spezifischer Oberfläche, wie Eisen- und Manganhydroxide und humose Stoffe, sowie reduzierendes Milieu eine wichtige Rolle [1]. Solche Vorgänge sind in ähnlicher Form auch für die Entstehung der Reduktions- bzw. Oxydationszone im Bereich der „Hutbildungen“ und Reicherzonen an obertägig ausstreichenden Erzgängen verantwortlich. Uraniumanreicherungen dieser Art sind beispielsweise die von Bad Gastein und Oberschlema und

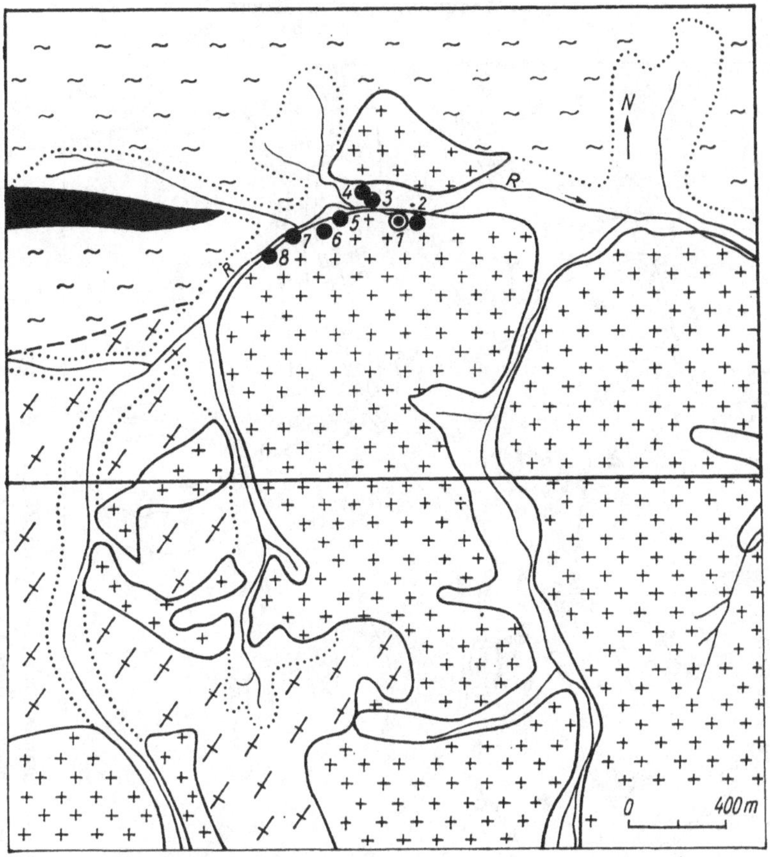

Abb. 2. Geologischer Überblick Raum Bad Brambach
(nach SCHIFFNER und WEIDIG 1912)

Fichtelgebirgsgranit

Gneis

Glimmerschiefer

Basalt

Sedimente der Talauen

R *Röthenbach mit Fließrichtung*

Ausschnitt Abb. 3

	Mineralquellen	$Rn/kBq \cdot l^{-1}$	$CO_2/mg \cdot l^{-1}$
1	Radonquelle	25,0	2540
2	Wiesenquelle	1,66	288
3	Eisenquelle	1,88	2736
4	Schillerquelle	4,14	1995
5	Sprudel-Bohrung	(0,50)	—
6	Bosequelle	(2,00)	—
7	Untere Grenzquelle	2,00	1114
8	Obere Grenzquelle	5,11	1859

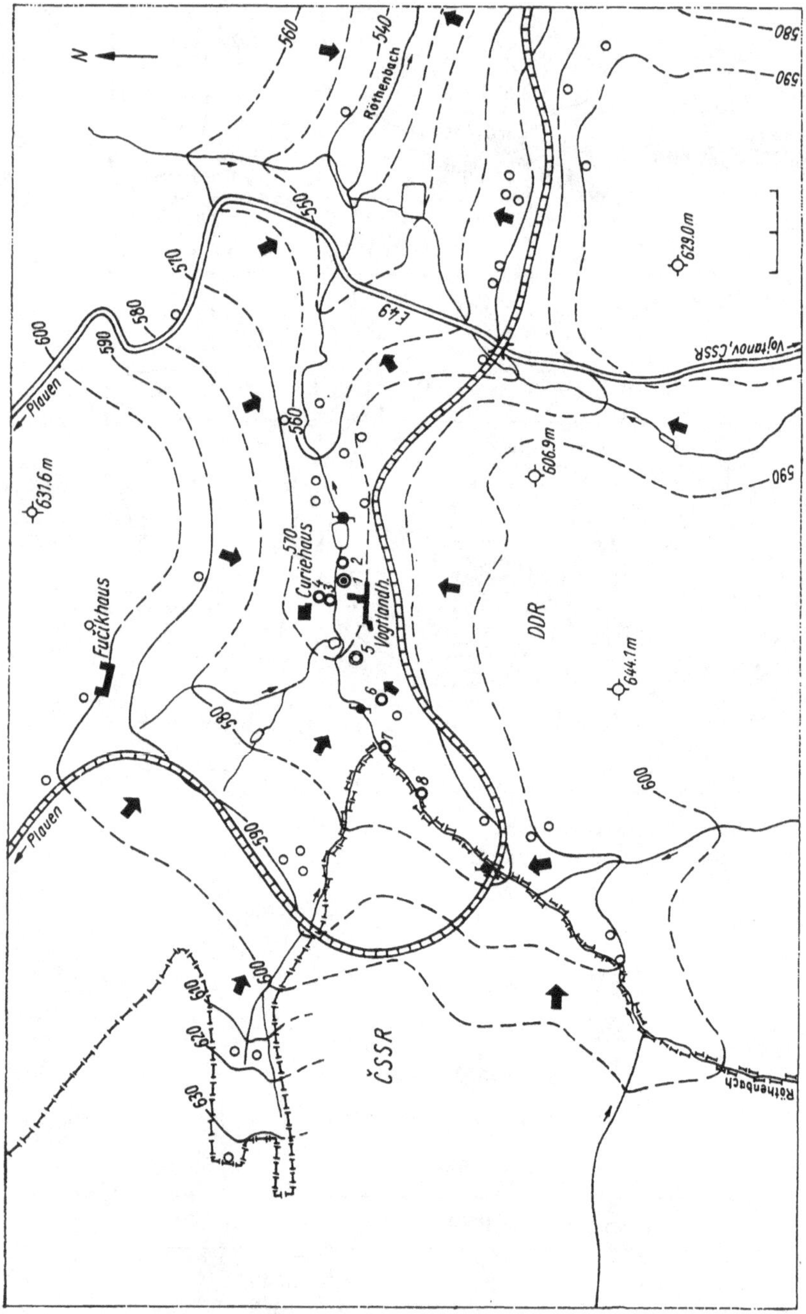

Abb. 3. Isohypsen des oberflächennahen Grundwassers im Raum Bad Brambach (Grundlage: Topographische Karte 1 : 5000)

die über Granit liegenden Moor- und Torfflächen von Ansirabé (Madagaskar) mit einem Uraniumgehalt im Ascherückstand von 1 bis 3%.

Auch für den Bad Brambacher Raum gibt es Anhaltspunkte für die Existenz eines derartigen Akkumulationsmechanismus:

– Das Quellwasser selbst enthält Uranium und Radium in Konzentrationen, die nicht für die starke Radonaktivität verantwortlich sein können. Im Falle von Ra-226 sind das 0,1 bis 4 Bq/l (Radonaktivität: 1 bis 30 kBq/l) [5].
– In der Umgebung der Radonquelle, dem Zentrum der Röthenbachsenke, sind die Rn-222-Bodenluftaktivitäten mit Werten zwischen 100 und 900 Bq/l Luft die höchsten bisher gemessenen im Gebiet [7].
– Der von den Mineralquellen kontinuierlich abgelagerte Quellsinter, der zum überwiegenden Teil aus Eisenhydroxiden besteht, ist in der Lage, Uranium, besonders aber die Tochternuklide des Radons (Po-218, Po-214 usw.) nahezu quantitativ zu fällen. Das konnte bei Verweildaueruntersuchungen an Brambacher Wässern und durch Aktivitätsmessungen an Sintern ermittelt werden [2, 8]. Die außerordentlich niedrigen Rn-Verweildauern der Quellwässer im Bereich von 15 bis 60 min und der Vergleich mit der hydraulischen Verweildauer belegen das Vorhandensein von Adsorptionsmechanismen hinsichtlich der Rn-Tochterprodukte in der unmittelbaren Fassungszone der Quellen. Denkbar sind solche Vorgänge allerdings nicht nur im Fassungraum, sondern ebenso im Untergrund, insbesondere beim Zusammentreffen von Wässern unterschiedlicher Herkunft (Mineral- und Süßwässer), so daß solche Adsorptionen durchaus mehrmals hintereinander ablaufen können.

Legende zu Abb. 3

Linien gleichen Grundwasserstandes über NN:

560 berechnet

560 extrapoliert

Grundwasserfließrichtung

Fließgewässer mit Fließrichtung

Mineralquellen:

$<1\ kBq \cdot l^{-1}$ $\quad$ $1 \ldots 10\ kBq \cdot l^{-1}$ $\quad$ $>10\ kBq \cdot l^{-1}$

1 – Radonquelle, 2 – Wiesenquelle, 3 – Eisenquelle, 4 – Schillerquelle, 5 – Sprudel-Bohrung, 6 – Bosequelle, 7 – Untere Grenzquelle, 8 – Obere Grenzquelle

Grundwassermeßstelle

Höhenpunkt

Wasserstandsmeßstelle

Eisenbahn

Europastraße 49

Staatsgrenze

— Eine Vielzahl untersuchter flacher Quellaustritte, die nicht zu den Mineralwässern gerechnet werden können und auch kein CO_2 enthalten, weisen beträchtliche Rn-222-Aktivitäten (bis 2 kBq/l) auf. Dabei fließen die höher aktiven Wässer der Röthenbachsenke von Süden bzw. Südwesten her zu [3].

Letztgenannter Umstand unterstreicht die Auffassung von der oberflächennahen Lokalisierung des Radonursprunges, also des Akkumulators der Mutternuklide.

Solche Akkumulatoren zu finden, ohne durch Eingriffe das Quellregime zu gefährden, ist die komplizierte, aber wichtige Aufgabe für die zukünftige Arbeit; eine Aufgabe, die sich unabhängig von der Frage stellt, ob die Radonanwendung für ein Heilverfahren positiv oder negativ einzuschätzen ist.

Begonnen werden soll zunächst mit der Untersuchung von tiefenorientierten Bodenproben hinsichtlich ihrer α-Oberflächenaktivität und weiter auf einzelne aussagekräftige Komponenten der Uranium-Zerfallsreihe. Die Lösung dieser Aufgabe ist eng verknüpft mit der Klärung der hydrogeologischen Verhältnisse des Gebietes von Bad Brambach (Abb. 3).

Das Bad Brambacher Quellsystem ist durch zwei Hauptgrundwasserzonen, die Mineralwasserzone und den Bereich des oberflächennahen Grundwassers charakterisiert. Beide Bereiche sind Kluftgrundwasserleiter, wobei die hauptsächlich in der Röthenbachsenke bedeutsame Verwitterungdecke aus toniggrusigen Verwitterungsprodukten des Granites und Gneises sowie humosen Substanzen zum oberflächennahen, Süßwasser führenden Horizont zu rechnen ist. Die Hauptfließrichtung des Grundwassers verläuft in das Zentrum der Senke hinein, wo der Röthenbach als wichtigster Vorfluter das Gebiet entwässert. Die mittlere Grundwasserspende des Gebietes beträgt 1,5 bis 2,2 $l/(s \cdot km^2)$, wobei die für die Quellen maßgebenden Wassermengen aus dem Süden bzw. Südwesten zuströmen.

Das Mineralwasser ist gegenüber der (fiktiven) unteren Grenzfläche des oberflächennahen Grundwassers hydraulisch gespannt. Beide Grundwasserbereiche sind über das Kluftsystem miteinander verbunden. Das zeigen u. a.

— die starke Reaktion der flachgefaßten Mineralquellen auf Niederschläge;
— die Beinflussung eines Süßwasser führenden Schachtbrunnens durch die Förderung der etwa 60 m entfernten Unteren Grenzquelle;
— eine Reihe von Tritiummessungen, mit deren Hilfe Jungwasseranteile zwischen 6 und 80% an den Trink- und Badequellen ermittelt werden konnten [11, 4];
— die Beeinflussung der Eisenquelle durch den Wasserstand des Röthenbaches.

Von GELLERMANN und FRÖHLICH (1984) durchgeführte Uraniumuntersuchungen zur Klärung genetischer Fragen der Wässer erlaubten die Einteilung der Mineralquellen in drei etwa einheitliche Gruppen, auf die hier nicht näher eingegangen werden soll.

Ein weiterer wichtiger Aspekt wird die Datierung der Mineralwässer mittels der natürlichen Radionuklide C-14 und Si-32 in Ergänzung zu den Tritiumuntersuchungen sein, um letztendlich eine Altersstruktur der Wässer zu erhalten. Diese Altersstruktur gibt einen direkten Hinweis auf die potentielle Geschütztheit der Mineralwässer vor Kontamination; so ist ein hohes Grundwasseralter gleichbedeutend mit einem guten Kontaminationsschutz [6]. Mittels der drei Umweltnuklide Tritium, Si-32 und C-14 läßt sich ein Datierungsbereich von 0 bis 50000 a erfassen.

Die Anwendung der C-14-Methode auf die hiesigen Mineralwässer wirft Probleme auf, da die Anwesenheit des sehr alten CO_2 in hohen Konzentrationen das C-14-Alter der Wässer erheblich verfälschen kann. Daher sind Versuche zur Entgasung — also Trennung der CO_2- und der HCO_3-Komponenten — von Mineralwassermengen in der Größenordnung um 50 l vorgenommen worden [3]. Die C-14-Messung der getrennten Komponenten zweier erster Proben ist derzeit an der Bergakademie Freiberg im Gange. Die Anwendung des Umweltnuklids Si-32 bietet sich insofern an, da es seine Halbwertszeit von 105 a ermöglicht, einen Anschluß an den mit Tritium (Halbwertszeit 12,3 a) erfaßten Jungwasserbereich zu finden. Die dabei benötigten hohen Probenvolumina im Kubikmeterbereich erfordern angesichts der relativ geringen Schüttung besonders der Trinkquellen Behutsamkeit bei der Probenahme, um den Kurbetrieb nicht zu beeinträchtigen. Es ist daher geplant, zu untersuchen, inwieweit die Fähigkeit des Eisenhydroxids, bedeutende Mengen SiO_2 zu fällen, hier ausgenutzt werden kann. Die betreffende Quelle könnte dann über den Quellsinter, den sie ständig akkumuliert die SiO_2- (Si-32-) Probenahme sozusagen selbst erledigen. Ein weiteres wichtiges Vorhaben bei der Untersuchung des Verhaltens von Radon-222 als bedeutenden Umweltfaktor im Bad Brambacher Raum sind die im Mai 1987 mit Unterstützung der Bergakademie Freiberg begonnenen Rn-Aktivitäts-Langzeitmessungen im Kurbereich. Mit Hilfe einer an der Sektion Physik der BAF entwickelten Szintillationskammer, in der die Rn-Tochterprodukte durch ein elektrisches Feld an einer Elektrode gesammelt und somit von der Messung ausgeschlossen werden, werden Messungen allein des Rn-222-Nuklids über ein Höhenprofil in der Atmosphäre durchgeführt.

Erste Auswertungen zeigen einen ausgeprägten Tag/Nacht-Gang der Rn-Aktivität in Abhängigkeit von der Höhe über Gelände und der Jahreszeit.

Untersetzt werden die Messungen durch α-Bodenluftmessungen (auf Fission-track-Basis) in Tiefen von 10, 20, 40, 60 und 100 cm. Diese Versuchsanordnung soll letztlich eine Modellierung der Bewegung der Rn-Front vom Bodenraum in die Atmosphäre ermöglichen.

Die auf Grund der aufgezeigten Konzeption und der bereits erzielten Ergebnisse laufenden Arbeiten, die von einer Arbeitsstelle der Sächsischen Akademie der Wissenschaften in enger Zusammenarbeit mit den Staatsbädern Bad Brambach — Bad Elster und der Sektion Physik der Bergakademie Freiberg durchgeführt werden, sollen die Basis für einen wissenschaftlich begründeten Quellenschutz schaffen.

Aber „die Quelle“ ist weiblichen Geschlechts — und da ist man nie ganz sicher.

Literatur

[1] Förster, H.: Fallstudien zur Prospektion auf Uran im Bayrischen Wald. Manuskript. Rhein.-Wstf. Techn. Hochschule Aachen. Inst. f. Mineralogie und Lagerstättenlehre 1982. 168 S.

[2] Forschungsbericht der Arbeitsstelle Bad Brambach der SAW zu Leipzig. Bearbeiter U. Koch. 1985. Unveröffentlicht. 17 S.

[3] Forschungsbericht der Arbeitsstelle Bad Brambach der SAW zu Leipzig. Bearbeiter U. Koch. 1986. Unveröffentlicht. 20 S.

[4] Gellermann, R., K. Fröhlich: Nutzung der Uraniumisotope U-234 und U-238 in der Hydrologie und Hydrogeologie. Freib. Forschungshefte C 397. VEB Dt. Verlag f. Grundstoffindustrie, Leipzig 1984, 101 S.

[5] Gellermann, R., H. Gast: Ra—Rn-Datierung der Quellwässer von Bad Brambach. Z. Physiother. **35** (1983) 3, 129—135.
[6] Jordan, H., K. Fröhlich, D. Hebert, R. Gellermann: Grundwasserschutz und Isotopenhydrogeologie — methodische Aspekte. In: Isotope und ihre Anwendung in den Geowissenschaften, in der Bergbausicherheit und im Umweltschutz. Teil 1. S. 10—17. Freib. Forschungshefte C 417. VEB Dt. Verlag f. Grundstoffindustrie, Leipzig 1986, 164 S.
[7] Koch, U., H. Gast, W. Stolz: Radongehalt der Bodenluft in der Umgebung der Radonquelle von Bad Brambach. Z. Physiother. **36** (1984) 1, 59—65.
[8] Koch, U., D. Tauchert: Ermittlung von Radon-Verweilzeiten an natürlichen Bad Brambacher Wässern. Z. Physiother. **38** (1986) 6, 387—396.
[9] Sansoni, B., W. Matthes: Gebiete mit erhöhter natürlicher Radioaktivität. III. Strahlungs-, Uran- und Radonanomalien im Fichtelgebirge. Kernforschungsanlage Jülich GmbH. Zentralabteilung für Chemische Analysen. Jül-Spez-334. 1985, 62 S.
[10] Schiffner, C., M. Weidig: Radioaktive Wässer in Sachsen. Verlag von Cranz & Gerlach, Freiberg 1912, 359 S.
[11] Tauchert, D., W. Michler, K. Fröhlich: Messungen natürlicher Tritiumkonzentrationen an vogtländischen Heilwässern. Z. Physiother. **26** (1974) 4, 267—273.
[12] Urban, M., A. Wicke, H. Kiefer: Radonerhebungsmessungen. In: Jahresbericht 1984 der Hauptabteilung Sicherheit. S. 186—190. Kernforschungszentrum Karlsruhe 1985. KfK 3883.
[13] Wörgler, F.: Schutz vor mutagenen DNA-Schäden. Naturwiss. Rundsch. **40** (1987) 1, 24—25.

II

Isotopenphysikalische Untersuchungen zur Hydrogeologie und Genese der Quellwässer Bad Brambachs

K. Fröhlich und R. Gellermann

1. Einleitung

Die Mineralwässer Bad Brambachs sind geochemisch als radioaktive Na—Ca—HCO_3—SO_4-haltige Säuerlinge charakterisierbar [1]. Sie verdanken ihre einzigartige Zusammensetzung der Wechselwirkung des Grundwassers mit Granit als Matrixgestein und aus der Tiefe aufsteigendem juvenilem Kohlendioxid (vgl. Abb. 1). Um diese Wässer der therapeutischen Nutzung zu erhalten, müssen die Quellen vor Überbeanspruchung und Verunreinigung geschützt werden. Dieser Quellenschutz erfordert sowohl Untersuchungen im Hinblick auf das hydrologische Regime als auch auf die chemische Beschaffenheit der Quellwässer. Insbesondere sind Fragen zur Genese der Wässer, zum Strömungsverhalten, das sich in der Fließzeit- bzw. Verweilzeitverteilung manifestiert, zum Speicherraum, aus dem die Quellschüttung erfolgt und zur Schutzzonenbemessung zu klären. Im folgenden soll gezeigt werden, daß die stoffliche Spezifität des Quellwassers wichtige Informationen zur Klärung dieser Fragen vermitteln kann.

2. Untersuchungen zum Quellregime mit dem radioaktiven Umweltnuklid Tritium

Im natürlichen Wasserstoff des Bad Brambacher Quellwassers wurde das radioaktive Wasserstoffisotop Tritium (^3H, T) nachgewiesen [2]. Tritium gelangt mit dem einsickernden Niederschlag in den Grundwasserbereich (vgl. Abb. 1). Dort vermindert sich

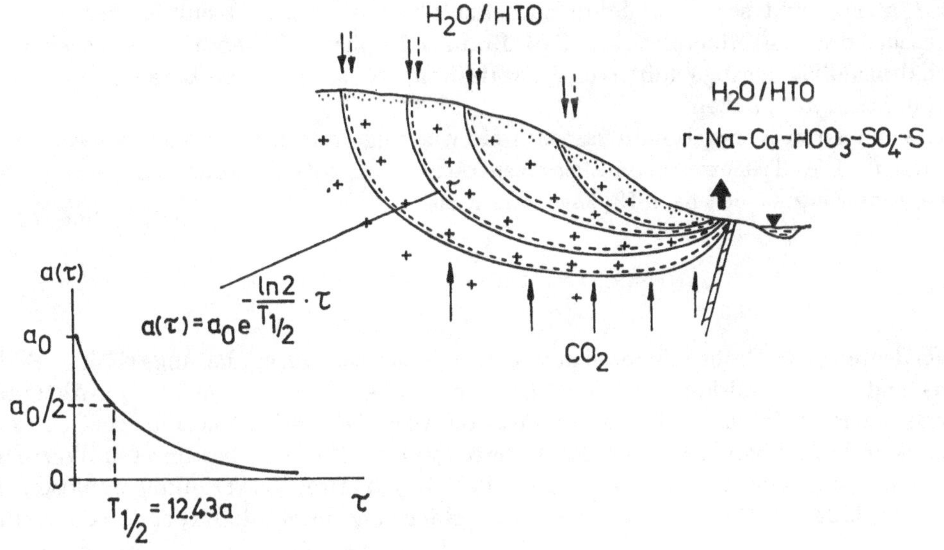

Abb. 1. Zur hydrogeologisch-geochemischen Charakterisierung der Bad Brambacher Mineralwässer

die Aktivitätskonzentration mit zunehmender unterirdischer Verweilzeit entsprechend seinem radioaktiven Zerfall (Halbwertszeit $T^1/_2 = 12{,}43$ Jahre). Das in Quellen oder anderen Aufschlüssen zutage tretende Grundwasser ist in der Regel eine Mischung von Anteilen unterschiedlicher Verweilzeit. Tritiummessungen können somit zur Bestimmung der Verweilzeitverteilung, die hydrogeologische Informationen über Fließ- und Mischungsverhalten, Neubildung sowie Geschütztheit von Grundwasser einschließt, beitragen [3].

Die seit 1969/70 mehrfach untersuchten Bad Brambacher Mineralwässer wiesen relativ hohe ^{3}H-Aktivitätskonzentrationen auf (vgl. Tab. 1), die im wesentlichen auf Beiträge von Wasserstoffbomben-Tritium aus den atmosphärischen Versuchsexplosionen

Tabelle 1

Probenahmestellen, Tritiummeßwerte, Quellschüttung Q und Temperatur der Quellwässer

Probenahme-stelle	^{3}H in Bq/l					Q in l/h	Temperatur in °C
	12/69–3/70	8/73	5/80	9/85	2/86		
Radonquelle	0,8 ± 0,1	3,3 ± 0,6	2,0 ± 0,2		1,3 ± 0,2	200	8,4
Eisenquelle	13,7 ± 1,2	10,7 ± 1,2	4,1 ± 0,4		3,4 ± 0,4	170	8,6
Schillerquelle	11,3 ± 1,1	3,7 ± 0,6			0,8 ± 0,1	30	11,0
Wiesenquelle			8,9 ± 0,5	4,2 ± 0,4	4,6 ± 0,4	1600	8,8
Bosequelle					5,2 ± 0,4	460	
Fischerquelle			6,3 ± 0,5		4,2 ± 0,4		
Obere Grenzquelle	4,4 ± 0,5	5,0 ± 0,7	3,0 ± 0,2	2,5 ± 0,2	2,2 ± 0,2	980[1])	10,3
Untere Grenzquelle		10,9 ± 1,2	6,6 ± 0,5	4,8 ± 0,4	4,0 ± 0,4		9,8

[1]) Mittlere Förderrate zwischen 1970 und 1986

der fünfziger und sechziger Jahre zurückzuführen sind [3]. Damit ist der Nachweis erbracht, daß die Mineralwässer Bad Brambachs meteorischen Ursprungs sind und verhältnismäßig geringe mittlere Verweilzeiten, vorwiegend im Bereich von Jahren und Jahrzehnten, haben.

Die mittleren Verweilzeiten lassen sich wie folgt aus den Tritiummeßwerten abschätzen: Die Tritium-Aktivitätskonzentration im zutage tretenden Grund- bzw. Quellwasser ergibt sich nach [3] theoretisch zu

$$a(t) = e^{-\lambda t_s} \int_0^\infty a_0(t - t_s - t') \, e^{-\lambda t'} f(t') \, dt' \tag{1}$$

Es bedeuten: t = Probenahmezeitpunkt, t_s = Sickerzeit durch die ungesättigte Bodenzone und λ = Zerfallskonstante von Tritium. $a_0(t - t_s - t')$ ist die Tritium-Aktivitätskonzentration beim Eintritt in den gesättigten Grundwasserbereich. Für das Gebiet von Bad Brambach können die für die Referenzstation Freiberg bestimmten Werte von $a_0(t - t_s - t')$ zugrunde gelegt werden [4]. Die Verweilzeitverteilungsfunktion $f(t')$ in Gl. (1) läßt sich für Quellwässer in guter Näherung durch die Exponentialverteilung

$$f(t') = \frac{1}{T} e^{-t'/T} \tag{2}$$

beschreiben (T = mittlere Verweilzeit).

Somit kann $a(t)$ mit Gl. (1) für verschiedene mittlere Verweilzeiten sowie Sickerzeiten berechnet werden. Durch Anpassung von $a(t)$ an die Tritiummeßwerte lassen sich die jeweiligen Parameterwerte T und t_s abschätzen (Tab. 2).

Typische Kurvenverläufe für $a(t)$ sowie die Tritiummeßwerte werden in Abbildung 2 dargestellt. Daraus ergibt sich, daß der zeitliche Verlauf der Meßwerte für die Radonquelle bzw. die obere Grenzquelle relativ gut einer der mit dem Exponentialmodell berechneten Kurven zugeordnet werden kann. Weniger Meßpunkte bei den übrigen Mineralwässern schränken die Sicherheit der Zuordnung ein.

Die Eisenquelle und besonders die Schillerquelle ergeben relativ hohe Tritiummeß-

Tabelle 2

Zusammenstellung der Untersuchungsergebnisse zum Quellenregime

	T/a	t_s/a	α(30 a) in %	V in 10^3 m³	A in 10^4 m²	D_{eff}/m
Radonquelle	150 ± 50	5–8	15–25	175–350	2,5–3,7	470–1400
Eisenquelle	100 (ca. 50%) 5 (ca. 50%)	5 5	ca. 60	ca. 60	2,1–3,1	200–250
Schillerquelle	200 (ca. 50%) 2 (ca. 50%)	5–8 5–8	ca. 55	ca. 30	0,4–0,6	480–700
Wiesenquelle	5 ± 2	ca. 5	100	40–100	20–30	15–50
Bosequelle	ca. 30	2–5	ca. 60	ca. 120	5,8–8,5	140–200
Fischerquelle	ca. 40	2–5	ca. 50			
Obere Grenzquelle	70 ± 10	ca. 5	30–40			
Untere Grenzquelle	30 ± 10	ca. 5	50–80			

werte im Zeitraum 1970 bis 1973 gegenüber denen im Zeitraum 1980 bis 1986. Diesen starken Abfall im jeweiligen Meßwertbereich zeigen keine der Exponentialmodellkurven. Es kann daher angenommen werden, daß es sich — vor allem bei der Schillerquelle — um eine Überlagerung zweier Fließregime handelt, deren Anteile an der Quellschüttung etwa gleich groß sind, deren mittlere Verweilzeiten sich dagegen sehr stark unterscheiden (vgl. Tab. 2).

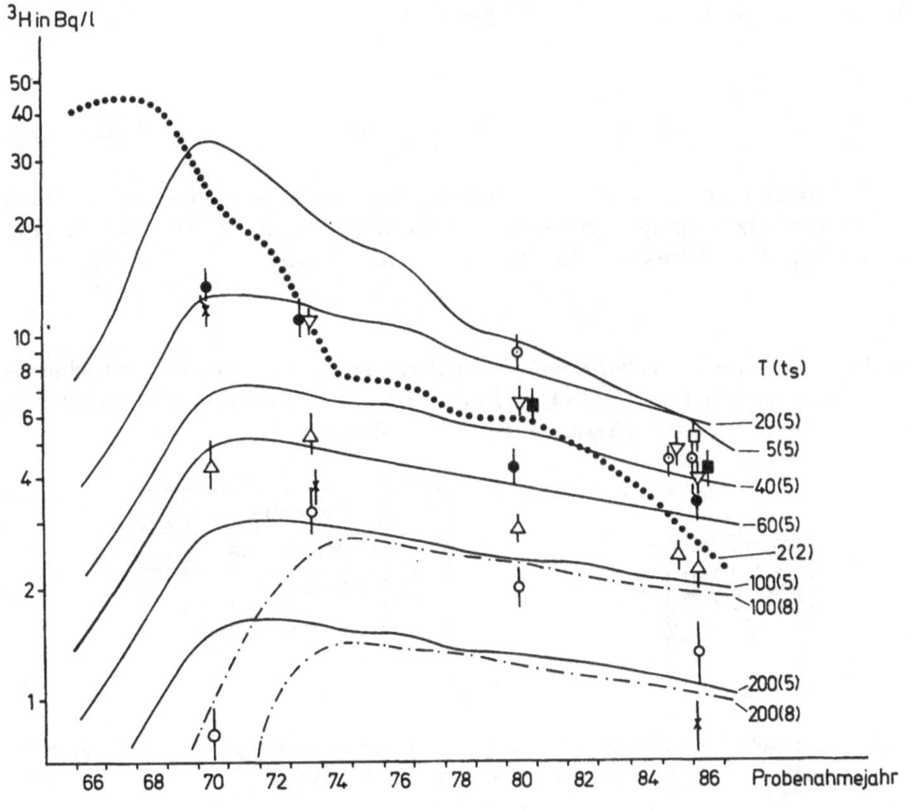

Abb. 2. Berechneter Verlauf der ³H-Aktivitätskonzentration sowie gemessene ³H-Werte (T = mittlere Verweilzeit in a, t_s = Sickerzeit in a)

○ Radonquelle, △ obere Grenzquelle, ▽ untere Grenzquelle, ⊙ Wiesenquelle, • Eisenquelle, × Schillerquelle □ Bosequelle, ■ Fischerquelle

Aus der Verweilzeitverteilungsfunktion läßt sich entsprechend der Beziehung

$$\alpha(t_0) = \int_0^{t_0} f(t')\, \mathrm{d}t' \qquad (3)$$

der Anteil $\alpha(t_0)$ des Quellwassers bestimmen, dessen Verweilzeit kleiner als t_0 ist. Wählt man $t_0 = 30$ a, so ergeben sich für diese Jungwasseranteile $\alpha(30\text{ a})$ der Brambacher Quellwässer die in Tabelle 2 angegebenen Werte. Mit Ausnahme der Radonquelle bestehen demnach die Mineralwässer Bad Brambachs zu etwa bzw. mehr als der Hälfte aus Wasser, das jünger als 30 Jahre ist. Mit dem Niederschlag einsickernde, durch Sorptions- und Abbauprozesse wenig beeinflußbare Schadstoffe können also relativ rasch und unverdünnt im Quellwasser wieder erscheinen. Dieses Ergebnis unterstreicht die Notwendigkeit, die Ernährungsgebiete der Quellen zu kennen und abzugrenzen, um sie vor antropogenen Verunreinigungen zu schützen.

Aus der mittleren Verweilzeit T des Quellwassers und der Quellschüttung Q können das Speichervolumen V und aus der Grundwasserneubildung q die Fläche A des Ernährungsgebietes bestimmt werden. Es gilt:

$$V = Q \cdot T \tag{4}$$

und

$$A = Q/q. \tag{5}$$

Vernachlässigt man die vertikale Änderung der Klüftigkeit, d. h. nimmt man eine konstante Porosität der grundwasserleitenden Gesteinsschicht an, so läßt sich eine effektive Dicke D_{eff} abschätzen, für die mit (4) und (5) gilt:

$$D_{eff} = qT/n. \tag{6}$$

Aus den in Tabelle 1 angegebenen Quellschüttungen Q, der gebietsspezifischen Grundwasserneubildung $q = (1{,}5 - 2{,}2)$ l/(s · km^2) [5] und einer mittleren Porosität $n = 0{,}01$ erhält man die in Tabelle 2 zusammengestellten Werte.

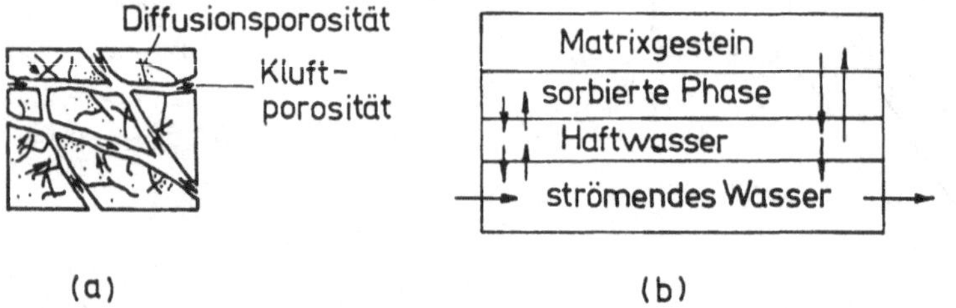

Abb. 3. Schematische Darstellung zur Wasserbewegung im Kluftsystem des Granits und zur Wasser-Gesteins-Wechselwirkung

Die für Eisen- und Schillerquelle abgeschätzten Ernährungsgebietsflächen sind verhältnismäßig klein (vgl. Abb. 3 in [5]), so daß man annehmen kann, daß das Grundwasser nördlich des Röthenbaches hauptsächlich in diesem Vorfluter oder in anderen, nicht erfaßten Quellen austritt. Die ermittelten Flächen der Ernährungsgebiete der südlich des Röthenbaches austretenden Quellen (Radon-, Wiesen- und Bosequelle) überdecken fast das gesamte Grundwasserneubildungsgebiet im Bereich dieser Quellen (vgl. Abb. 3 in [5]). Der überwiegende Teil des jungen, oberflächennahen Grundwassers tritt aus der Wiesenquelle aus.

Die hohen Werte für D_{eff} lassen vermuten, daß die Klüftigkeit im oberflächennahen Bereich wesentlich größer ist als der angenommenen Porosität von 1% entspricht, und mit zunehmender Tiefe stark abnimmt. Eine Möglichkeit, diese Problematik näher zu untersuchen, bieten Temperaturmessungen. Den ersten Ergebnissen zufolge [6] unterscheiden sich die Temperaturen der Quellwässer trotz deren unterschiedlicher mittlerer Verweilzeiten nicht signifikant. Eine Ausnahme bildet die Schillerquelle. Mit dem für den Bad Brambacher Raum in [5] angegebenen geothermischen Temperaturgradienten von rund 1 K pro 10 m und einer mittleren Lufttemperatur von 4,6 °C [6] läßt sich eine Eindringtiefe des Wassers von etwa 40 m abschätzen. Es kann daher angenommen werden, daß das ältere Quellwasser aus größeren Tiefen relativ langsam aufsteigt, wodurch ein merklicher Temperaturausgleich mit dem durchströmten Gestein erfolgen kann.

3. *Untersuchungen zur Genese der radioaktiven Quellwässer*

Die raumzeitliche Verteilung der Radionuklide der Uraniumzerfallsreihe und darüber hinaus auch der im unterirdischen Wasser gelösten Inhaltsstoffe ist eine Folge der Wasser-Gesteins-Wechselwirkung (vgl. Abb. 1) und der unterirdischen Transport-, Austausch- und Umwandlungsvorgänge. Einer schematischen Übersicht über die physikalischen Prozesse des Transports von Flüssigkeiten im klüftig-porösen Gestein und der Wasser-Gesteins-Wechselwirkung zufolge (Abb. 3a) bewegt sich das Wasser im wesentlichen durch die Klüfte und Störungen des Gesteins, das im vorliegenden Fall durch Fichtelgebirgsgranit gegeben ist. Die Wasserwegsamkeit wird durch die Kluftporosität n („flow-porosity") charakterisiert. Die Wasserinhaltsstoffe, die durch Wasser-Gesteins-Wechselwirkung aus dem Gestein in das Grundwasser gelangen, erreichen die größeren Klüfte und damit die Grundwasserbewegung über die Risse bzw. Mikrorisse durch Diffusion. Zu einer besonders erhöhten Mineralisation bzw. Radionuklidkonzentration des Grundwassers kann es kommen, wenn in der Nähe des Quellaustritts sekundäre Ablagerungen in den Klüften vorhanden sind. Die Wasser-Gesteins-Wechselwirkung umfaßt den reversiblen Austausch (Sorptionsprozesse) sowie irreversible Prozesse der Auslösung von Inhaltsstoffen aus dem Gestein und der Ausfällung aus der Lösung (Abb. 3b).

Die mathematische Beschreibung dieser Prozesse ([7], [8]) umfaßt sowohl die Uraniumisotope als auch beliebige andere Glieder der natürlichen Umwandlungsreihen, insbesondere das Radon. Auf der Grundlage dieser Untersuchungen konnte gezeigt werden, daß das Uraniumisotopenverhältnis $^{234}U/^{238}U$ als eigenständiger, geochemischer Indikator für die Untersuchung sowohl der Grundwasserbewegung und -mischung als auch der Wasser-Gesteins-Wechselwirkung selbst geeignet ist. In diesem Zusammenhang wurden die Brambacher Quellwässer seit Anfang der 80er Jahre mehrmals im Hinblick auf ihren Uranium-234- und Uranium-238-Gehalt untersucht. Aus der Darstellung der Ergebnisse in Abbildung 4a lassen sich 4 Gruppen von Wässern in Bad Brambach unterscheiden [8].

Zur Gruppe 1 gehören die Wässer der Radonquelle (R), der Eisenquelle (E), der Schillerquelle (S) und des Bohrloches in der Nähe der Fischerquelle (BL). Es handelt sich um aus dem Granit aufsteigende Wässer bzw. dem Granit entnommene Wässer.

Die Gruppe 2 wird durch die Wässer der unteren und oberen Grenzquelle (OG, UG) gebildet, die durch einen wesentlich höheren Uraniumgehalt bei deutlich niedrigerem Uraniumisotopenverhältnis gekennzeichnet sind.

Sehr geringe U-238-Gehalte haben die Quelle auf der Wiese in der Nähe des Fučikhauses (QWF) und das Falklandbrunnenwasser, die aus dem Gneis hervortreten (Gruppe 4). Die Wässer der Bosequelle (B), des Bahnhausbrunnens (BBr) und der

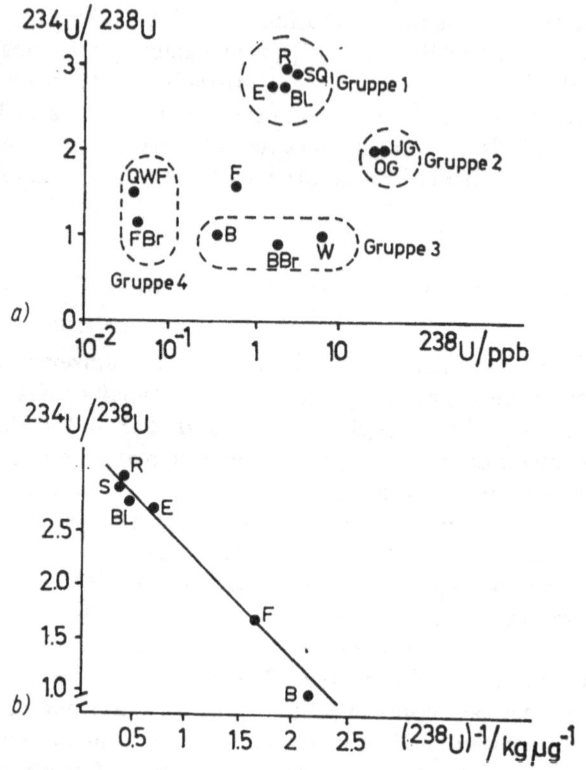

Abb. 4. Darstellung der Uraniumisotopen-Meßergebnisse
(a) Uraniumisotopenverhältnis in Abhängigkeit vom Uraniumgehalt der Quellwässer
(b) Uraniumisotopenverhältnis ausgewählter Quellwässer in Abhängigkeit vom Reziprokwert des Uraniumgehaltes dieser Wässer

Wiesenquelle (W) weisen ein Uraniumisotopenverhältnis von rund 1 und unterschiedlich hohe Uraniumgehalte auf (Gruppe 3). Diese Wässer entstammen dem Lockergestein- bzw. Granitgrus der Talaue.

Trägt man das Uraniumisotopenverhältnis als Funktion des Reziprokwertes der Uranium-238- bzw. des U-238-Gehaltes auf (Abb. 4b), so erhält man eine lineare Abhängigkeit für die Wässer von Radon-, Schiller-, Eisenquelle, Bohrloch bei der Fischerquelle, Fischerquelle und Bosequelle. Diese lineare Abhängigkeit weist auf Mischwässer aus zwei Komponenten mit unterschiedlichem Uraniumisotopengehalt hin. Die eine Komponente wird durch junges, neugebildetes Grundwasser (Süßwasser) mit einem ^{238}U-Gehalt von $(0{,}45 \pm 0{,}02)$ ppb und $^{234}U/^{238}U = 1{,}00 \pm 0{,}02$ repräsentiert. Die andere Komponente stellt „reines "Mineralwasser dar, dessen ^{238}U-Gehalt bei $(2{,}5 \pm 0{,}1)$ ppb liegt und das ein Aktivitätsverhältnis von $^{234}U/^{238}U = (3{,}0 \pm 0{,}1)$ aufweist.

Die lineare Beziehung kann auch als geochemisch-evolutionärer Trend gedeutet werden; die Wässer von Eisen- und Fischerquelle würden dann unterschiedliche Mineralisationsstufen repräsentieren, die von Intensität und Zeitdauer der Wasser-Gesteins-Wechselwirkung abhängig sind. Physikalische Mischung und geochemische Evolution sind also schwer zu unterscheiden und wirken offenbar gemeinsam, wie auch aus der

Abhängigkeit des ^{234}U-Gehaltes der Wässer von deren Leitfähigkeit, die als Maß der Mineralisation betrachtet werden kann, hervorgeht (Abb. 5).

Das Wasser der Wiesenquelle ist eine Ausnahme. Es wird wegen seines relativ hohen Radongehaltes noch als Heilwasser bezeichnet; im Hinblick auf seinen Gesamtchemismus stellt es jedoch Süßwasser dar. Das Wasser dieser Quelle war früher wesentlich stärker mineralisiert als heute.

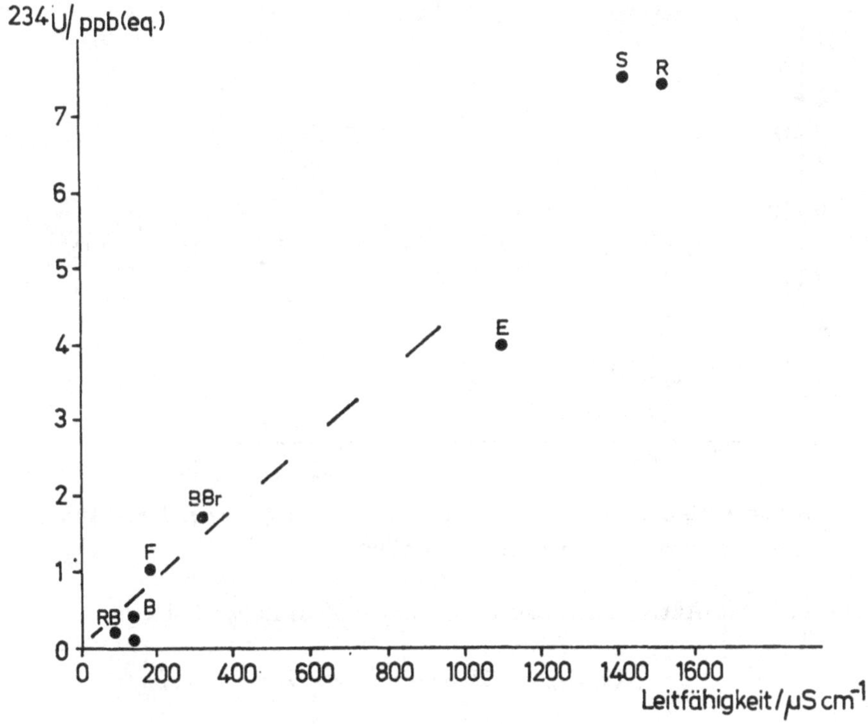

Abb. 5. ^{234}U-Gehalt in Abhängigkeit von der elektrischen Leitfähigkeit der Quellwässer

Die bisher vorliegenden Meßwerte des ^{226}Ra-Gehaltes deuten auf einen evolutionären Trend — beginnend von der Eisenquelle, über die Schillerquelle bis zur Radonquelle — hin (vgl. Abb. 6). Auch hier bildet die Wiesenquelle eine Ausnahme. Besonders bemerkenswert ist die Darstellung der ^{222}Rn-Werte über der Leitfähigkeit (Abb. 6). Sie zeigt, daß die ^{222}Rn-Aktivitätskonzentration nahezu unabhängig von Art und Stärke der Mineralisation der Quellwässer ist. Der Radongehalt wird somit durch Faktoren beeinflußt, die im wesentlichen in der spezifischen Zusammensetzung des Granitgesteins im Hinblick auf Uranium und Folgeprodukte, in der Klüftigkeit dieses Gesteins sowie im aus der Tiefe aufsteigendem juvenilem CO_2 zu suchen ist.

Um zur Klärung der Frage nach der Herkunft der außergewöhnlich hohen ^{222}Rn-Aktivitätskonzentration der Radonquelle beitragen zu können, soll der maximal mögliche ^{222}Rn-Wert von Kluftwässern im Granit abgeschätzt werden. Wenn alles Radon aus dem Zerfall von Radium in einem gegebenen Gesamtvolumen aus klüftigem Gestein und Klufthohlraum, der mit Wasser gefüllt ist, in dieses Wasser gelangen kann,

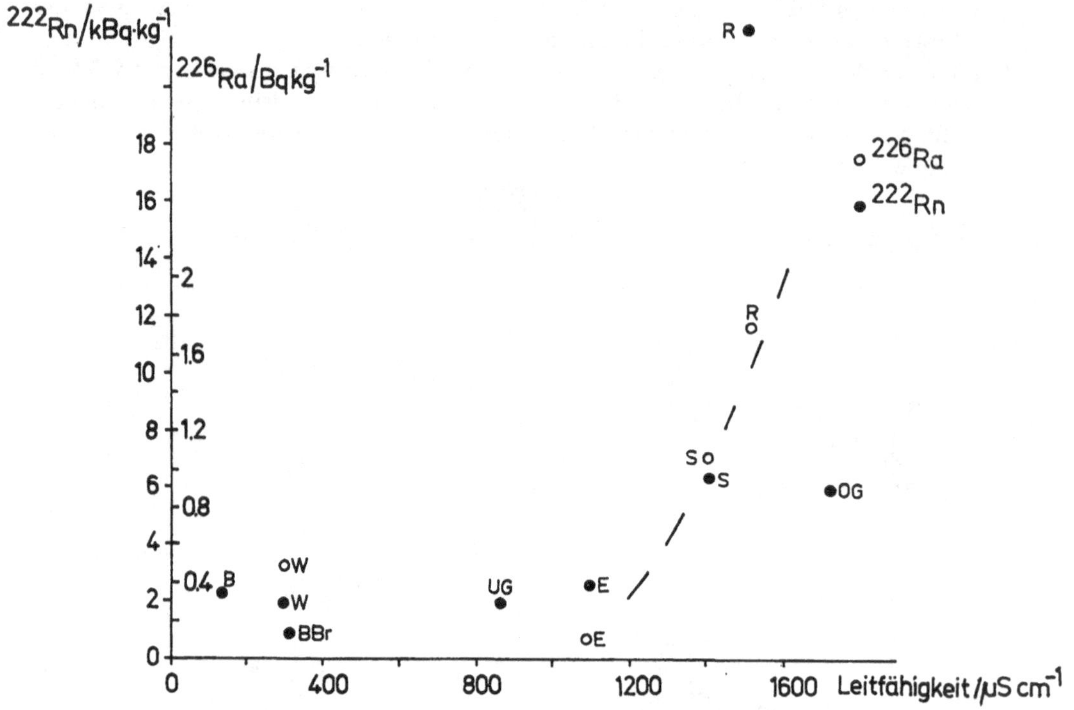

Abb. 6. ^{222}Rn- und ^{226}Ra-Aktivitätskonzentration in Abhängigkeit von der elektrischen Leitfähigkeit der Quellwässer

so erreicht die ^{222}Rn-Aktivitätskonzentration einen Maximalwert. Es gilt

$$(a_{\mathrm{Rn}})_{\max} = 12{,}3 \cdot \varrho \, \frac{(1-n)}{n} \, U_r, \tag{7}$$

wobei $(a_{\mathrm{Rn}})_{\max}$ in Bq/(kg$_{\mathrm{Wasser}}$, der Uraniumgehalt des Gesteins U_r in ppm und die Dichte des Gesteins ϱ in g/cm^3 anzugeben sind. Für Granit aus einer schwedischen Erzgrube (Stripa-Granit) [9] mit einem Uraniumgehalt von 40 ppm erhält man einen Wert von 130 kBq/kg und für den Fichtelgebirgsgranit ($U_r \approx 50$ ppm [5]) 160 kBq/kg. Die in diesen Gebieten gemessenen ^{222}Rn-Aktivitätskonzentrationen (Tab. 3) erreichen nahezu diese Größenordnung. Der Wert für die Radonquelle beträgt etwa ein Fünftel des für das Matrixgestein theoretisch möglichen. Man kann somit feststellen, daß die im Quellgebiet Bad Brambachs gemessenen erhöhten Radonaktivitäten sowohl eine Folge des hohen Uraniumgehaltes des Fichtelgebirgsgranits als auch der Klüftigkeit des Granits sind.

Die beobachteten Unterschiede im Radongehalt der Bad Brambacher Quellwässer könnten somit durch veränderliche Klüftigkeit des Gesteins und Verteilung des Radiums im Gestein sowie durch Unterschiede in Menge und Geschwindigkeit des zum Quellaustritt fließenden bzw. aufsteigenden Mineralwassers bedingt sein. Mit den beiden letztgenannten Einflußfaktoren ist zu rechnen, wenn die Aufstiegszeiten von einem Bereich der verstärkten Radonzuführung in größerer Tiefe bis zum Quellaustritt in der Größenordnung der Halbwertszeit von ^{222}Rn ($T^1/_2 = 3{,}8$ d) liegen.

Tabelle 3

Gemessene ^{222}Rn- und ^{226}Ra-Aktivitätskonzentrationen in Stripa-Granit- und Fichtelgebirgsgranit-Wässern

Grundwasser	Teufe/m	^{222}Rn/kBq · l^{-1}	^{226}Ra/Bq · l^{-1}
Stripa-Granit:			
Flaches Grundwasser	40	0,38	0,03
Tiefes Grundwasser	336—350	74,4	0,17
Tiefes Grubenwasser	786—881	20,7	1,48
Fichtelgebirgsgranit:			
Radonquelle		29,6	1,74
Wiesenquelle		2,4	0,46
Schillerquelle		6,2	1,07
Eisenquelle		2,3	0,11
Obere Grenzquelle	105	7,6	4,20
Untere Grenzquelle	110	2,4	1,31

4. *Künftige Untersuchungsmöglichkeiten*

Eine erste Auswertung des Langzeitverhaltens von Meßgrößen der Bad Brambacher Quellen scheint auf die Wirkung der genannten Einflußfaktoren und die Möglichkeit ihrer näheren Untersuchung hinzuweisen.

Vergleicht man beispielsweise die Jahresmittelwerte der Quellschüttung und der ^{222}Rn-Aktivitätskonzentration der Radonquelle, so kann eine gewisse Abhängigkeit

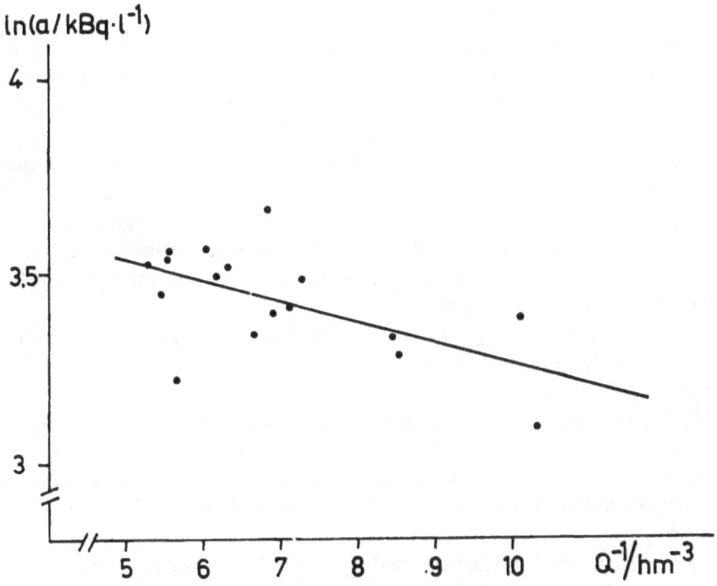

Abb. 7. Zur Korrelation der ^{222}Rn-Aktivitätskonzentration mit der Schüttung der Radonquelle

zwischen beiden Größen festgestellt werden. Eine Zunahme des Radons im Quellwasser mit ansteigender Quellschüttung ließe sich wie folgt deuten: Bei höherer Quellschüttung könnte sich die Aufstiegszeit verkürzen und — wegen des geringeren Radonverlustes durch radioaktiven Zerfall — die ^{222}Rn-Aktivitätskonzentration im Quellwasser erhöhen. Nach dem Zerfallsgesetz müßte eine lineare Regression zwischen dem Logarithmus der ^{222}Rn-Aktivitätskonzentration und dem Reziprokwert der Quellschüttung bestehen. In Abbildung 7 ist diese Abhängigkeit dargestellt. Aus der Neigung der Regressionsgeraden läßt sich die „Aufstiegszeit" abschätzen; der für die Radonquelle erhaltene Wert liegt zwischen 1,5 und 3 Tagen.

Eine ausführliche Diskussion — auch alternativer Interpretationsmöglichkeiten — soll weiterführenden Untersuchungen vorbehalten bleiben. Dazu gehört auch die Analyse von Trockenwetterabflüssen zur Erfassung der unterirdischen Speicherräume der Quellen und der Verweilzeiten ihrer Wässer. Diese Aufgaben sind Bestandteil der Kooperation zwischen den Staatsbädern Bad Elster — Bad Brambach, der Sächsischen Akademie der Wissenschaften zu Leipzig und der Bergakademie Freiberg. Diese Kooperation soll dazu beitragen, die Ursachen für die Mineralisation und Radioaktivität der Brambacher Quellwässer noch besser erkennen zu können und damit Möglichkeiten für einen wirksamen Schutz der einzigartigen Mineralwässer vor Erschöpfung und Kontamination zu schaffen.

Die Autoren danken Herrn Prof. Dr. A. Watznauer (Sächsische Akademie der Wissenschaften zu Leipzig) für anregende Diskussionen und den Herren Dr. Koch (Sächsische Akademie der Wissenschaften zu Leipzig), Dipl.-Chem. Tauchert (Staatsbäder Bad Brambach — Bad Elster) und Dr. Hebert sowie dem Tricar-Labor der Bergakademie Freiberg für Unterstützung bei der Probenahme und Gewinnung von Datenmaterial.

Literatur

[1] Egerter, H.-G., G. Plötner, J. Dvořak, H. Jordan: Geochemische Beziehungen in vogtländisch-westböhmischen Mineralwässern. Abhandlungen der Sächsischen Akademie der Wissenschaften zu Leipzig. Mathem.-Naturw. Klasse. Band 56, Heft 1. Akademie-Verlag Berlin 1984

[2] Tauchert, D., W. Michler, K. Fröhlich: Messungen natürlicher Tritiumkonzentrationen an vogtländischen Heilwässern. Ztschr. Physiother. Jg. **26** (1974) 267—273

[3] Fröhlich, K., Jordan, H., D. Hebert: Radioaktive Umweltisotope in der Hydrogeologie. Freib. Forsch.-Hefte C 330. Leipzig 1977, VEB Dt. Verlag f. Grundstoffindustrie

[4] Lewis, R.: Beiträge zur Untersuchung und Nutzung von atmosphärischem Tritium. Dissertation A. Bergakademie Freiberg, 1985

[5] Watznauer, A., U. Koch: Die geologischen und hydrogeologischen Verhältnisse im Quellgebiet von Bad Brambach (s. vorl. Heft).

[6] Koch, U.: Persönliche Mitteilung

[7] Fröhlich, K., R. Gellermann, D. Hebert: Uranium Isotopes in a Sandstone Aquifer. In: Isotope Hydrology 1983. I. A. E. A. (Int. At. Energy Agency). Vienna 1984, 447—466.

[8] Gellermann, R., K. Fröhlich: Nutzung der Uraniumisotope ^{234}U und ^{238}U in der Hydrologie und Hydrogeologie. Freib. Forsch.-Hefte C 397: Leipzig 1984, VEB Dt. Verlag f. Grundstoffindustrie.

[9] Andrews, J. N. et al.: Radioelements, radiogenic helium and age relationships for groundwaters from the granites at Stripa, Sweden. Geochimica et Cosmochimica Acta. Vol. **46** (1982) 1533—1543

WISSENSCHAFTLICHER UND TECHNISCHER FORTSCHRITT DER RADONTHERAPIE IN DER UDSSR

W. M. Bogoljubow und S. V. Andrejew

Die reichen internationalen Erfahrungen, darunter auch die des deutschen Heilbades Bad Brambach, und besonders die einheimischen haben schon vor 2 bis 3 Jahrzehnten einen quantitativen und qualitativen Sprung in der Entwicklung der Radontherapie in der UdSSR begünstigt. Hier wurde ein umfassendes Entwicklungs- und Forschungsprogramm für diesen Balneologiezweig erarbeitet, zu dessen Erfüllung vielseitige wissenschaftliche Kräfte herangezogen wurden — Physiker, Ingenieure, Biologen, Kliniker und Strahlenschutzspezialisten. Die Entwicklung von neuen Behandlungsformen auf Grundlage der modernen Technik, das wissenschaftliche Studium von dosimetrischen, biologischen und therapeutischen Aspekten dieses Problems führten zu optimalen Methoden der Radontherapie bei verschiedenen Erkrankungen. In der UdSSR werden heute jährlich mehr als 1 Million Patienten der Radontherapie unterzogen.

1. Die Lösung der technischen Aufgaben

In den letzten 50 Jahren wurde in der UdSSR das Problem einer gefahrlosen Zubereitung und Durchführung von künstlich hergestellten Radonapplikationen erfolgreich gelöst. Es wurde eine Methodik der künstlichen Herstellung von Radonapplikationen entwickelt, die das Eindringen des hochtoxischen Ra-226 in das therapeutische Medium Radon prinzipiell ausschließt. Die Apparatur URR kann beispielsweise täglich bis 2000 Einzelportionen Radonkonzentrat je 10 μCi für beliebige Radonapplikationen erzeugen [16, 1]. Dabei bekommen die Kliniker das Radonkonzentrat im Wasser bzw. in der Luft berechnet auf die Isotopenaktivität, die sie für eine bestimmte Prozedur bestellt haben. Bei der Herstellung von solchen Konzentratportionen besteht eine Genauigkeit von etwa $\pm 10\%$.

Selbstverständlich sind solche Anlagen mit wirksamen Strahlenschutzsystemen und Antihavarieeinrichtungen versehen; sie sollen sich außerdem in speziell ausgestatteten, zwangsläufig ventilierten Räumen befinden. Die Benutzung der beschriebenen Anlagen ist durch die staatliche Gesundheitsbehörde genehmigt worden.

In der UdSSR wird auch an der Entwicklung der technischen Einrichtungen zur Durchführung von Radonapplikationen gearbeitet, um unnötige Radonverluste aus dem therapeutischen Medium in die Umgebung sowie eine übernormative Bestrahlung des Personals zu vermeiden. Es gibt spezielle Vorschriften für die Fassung, Förderung, Speicherung, Erhitzung und Benutzung von radonhaltigen Wässern in Heilbädern [17, 20]. Das ganze radontherapeutische Netz untersteht der Kontrolle seitens der zuständigen Gesundheitsorgane, ihr Funktionieren wird durch geltende Normen des Strahlenschutzgesetzes und entsprechender Strahlenschutzhygieneanweisungen für die Arbeit mit radioaktiven Stoffen geregelt [27]. Es ist bereits eine ganze Reihe von speziellen balneotechnischen Einrichtungen zur gefahrlosen Anwendung in der therapeutischen Praxis geschaffen worden, wie Radon-Luftbadsystem [15], Radon-Inhalator [4], Ventilator zur lokalen Absaugung des Radons von der Oberfläche eines Wasserbades [5, 12]. Diese schließen praktisch alle Möglichkeiten der Radon-Kontamination der Luft des Behandlungsraumes aus. Sowohl die alten als auch die neu erbauten Radonheilstätten werden mit obligatorischer, effektiver Zwangsventilation versehen, die nicht weniger als 5- bis 8fachen Luftwechsel pro Stunde bewirkt, sie weisen eine ebenso obligatorische Aufteilung der Räume in drei Zonen auf.

Um die Luft der Radonheilstätten mit langlebigen Isotopen (Ra, Pb-210, Po-210) nicht zu kontaminieren, strebt man eine zentralisierte Versorgung mit künstlich hergestellten Radonlösungen aus zentralen Radonlaboratorien an, von denen aus die Lösungen in die Radonheilstätten mittels Kraftfahrzeugtransport befördert werden. Wegen des großen Bedarfs an Radonbehandlungen wurde ein verzweigtes Netz der zentralisierten Versorgung der Badeabteilungen in Polikliniken, Krankenhäusern, Sanatorien, Nachtsanatorien, Betriebsambulanzen in Hunderten von Städten unseres Landes geschaffen. Das ermöglicht eine Heilbehandlung am Wohnort.

Bei der Organisation der Radontherapie wurde besonders die Tatsache berücksichtigt daß der Patient während der Radonapplikation eine definierte Strahlendosis erhalten soll, die nach unseren gegenwärtigen Vorstellungen den maximalen Behandlungseffekt bei der vorliegenden Erkrankung sichern kann.

2. Die Lösung von wissenschaftlichen Aufgaben

Heute ist in der UdSSR der größte Teil der Arbeiten, die dosimetrisch die wichtigsten Formen der Radontherapie begründen, erfolgreich zum Abschluß gebracht. Die Forschungen, die von Frau Professor STSCHEPOTJEWA angeregt wurden, ergaben alle nötigen Daten über die Eindringung von Rn und seiner Zerfallsprodukte in den Organismus, ihre Verteilung, Umverteilung und Ausscheidung aus dem Organismus [3, 22, 24]. Darauf beruhen die weiteren Erkenntnisse, die uns eine Vorstellung über das Bestrahlungsniveau des gesamten Organismus, seiner einzelnen Organe und Gewebe geben. Die daraus resultierenden Gesetzmäßigkeiten wurden einer universellen Berechnungsmethodik für Dosischarakteristiken bei der Bestrahlung des kranken Organismus zugrunde gelegt. Sie ermöglichte es, mittels einfacher Formeln und Tabellen mit hinreichender Genauigkeit die Strahlendosis für ein beliebiges Organ bzw. Gewebe bei praktisch jeder Form der Radonapplikation zu bestimmen [6, 7, 14]. Gleichzeitig zeigten die oben erwähnten dosimetrischen Forschungen die ungenügende Überzeugungskraft der früher geläufigen Theorie, die den Wirkungsmechanismus von Radonapplikationen, insbesondere den von Wasser- und Luftbädern, erläuterte. Das ließ die Einwirkung von Rn, Tn und ihren Zerfallsprodukten auf den Patientenorganismus nicht nur neu und quantitativ einschätzen, sondern auch effektivere Methodiken zu ihrer Ausnutzung erarbeiten.

Um die Strahlenschutzkontrolle bei der Bestimmung des Radongehalts in Behandlungsmedien und in der Luft von Betriebs- und Behandlungsräumen zu sichern, wurden Methoden und Apparaturen entwickelt, die das Problem der systematischen Messung und Kontrolle für Rn und seiner kurzlebigen Folgeprodukte im Wasser und in der Luft zu lösen halfen.

Im Zentralen Forschungsinstitut für Kurortologie und Physiotherapie in Moskau wurden im Laufe von mehreren Jahrzehnten die Wirkungen von Radonapplikationen an Labortieren studiert. Im Rahmen von solchen Experimenten untersuchte man die biologischen Aspekte der Wirkung von geringen Dosen ionisierender Strahlung (vornehmlich α-Strahlung) auf lebende Objekte. Die Arbeit bezog sich praktisch auf alle Formen der Radontherapie (Bäder, Inhalationen, Trinken des Radonwassers) und deren verschiedene Dosierungen.

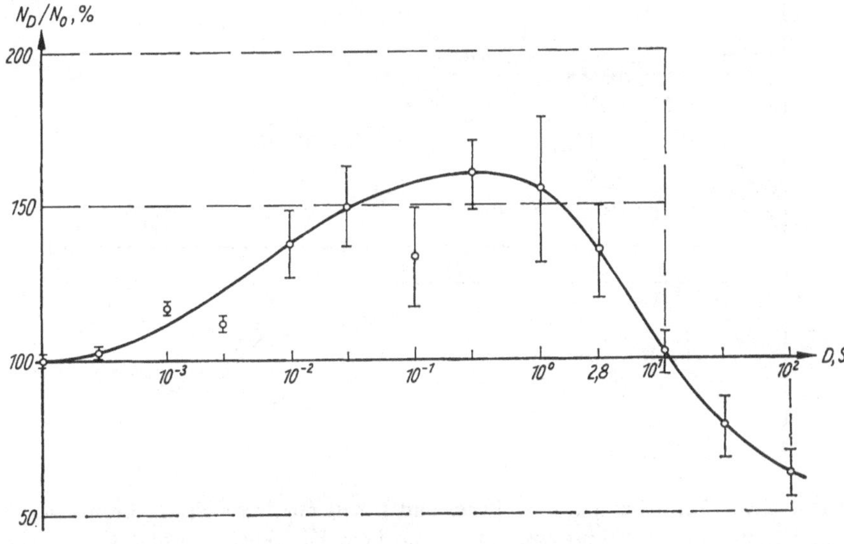

Abb. 1. Stimulationseffekt bei der Bestrahlung von Zellkulturen normaler Fibroblasten von Ratten in radonhaltigem Nährmedium

Abszisse: Dosis D in Sv
Ordinate: Zellenwachstum N_D/N_0 unter Einwirkung verschiedener, durch Rn und Folgeprodukte hervorgerufener α-Strahlendosen in %

Unter den interessantesten Ergebnissen der radiobiologischen Untersuchungen ist auf die von J. P. Dobratschow [11] hinzuweisen, der die Wirkung eines breiten Bereichs von α-Strahlungsdosen auf die Zellenkultur der normalen Fibroblasten erforschte (Abb. 1), sowie auch die Wirkung von Radoninhalationen mit verschiedener Radonkonzentration in der eingeatmeten Luft auf die experimentelle Pneumonie, die Wirkung von α-Strahlen auf die Beschleunigung der Wundheilungsprozesse [13], die Wirkung des Radonwasser-Trinkens auf die Heilung des Magengeschwürs [9] u. a. m. Diese Arbeiten erbrachten deutliche Beweise für den oben genannten Zusammenhang mit einem charakteristischen Effektivitätsmaximum in einem Teil des untersuchten Dosisbereiches. Die Arbeiten der 70er Jahre stellten eine Dosis-Effekt-Beziehung fest, die als „Bereich der stimulierenden Wirkung von geringen Dosen der ionisierenden Strahlung" bezeichnet wurde. Ähnliche Theorien wurden in den USA von T. D. Luckey („Hormesis") vorgeschlagen. Heutzutage findet der Zusammenhang „Dosis-Effekt" immer mehr Bestätigung, was für die Empfehlung der optimalen Dosierungen bei der Radontherapie verschiedener Erkrankungen von großer Bedeutung ist.

In den Nachkriegsjahren wurden Hunderte von klinischen Untersuchungen wissenschaftlichen und angewandten Charakters durchgeführt, die der Erforschung der therapeutischen Wirkung der Radonbäder, Radonspülungen, des Radonwasser-Trinkens (mit Rn-Aktivität bis 70 μCi) für die Behandlungsserie gewidmet wurden. In den letzten Jahren wuchs die Zahl der klinischen Untersuchungen bei Radon-Luftbädern und Radon-Inhalationen an, die es erlauben, ein schwerer erkranktes Patientenkontigent

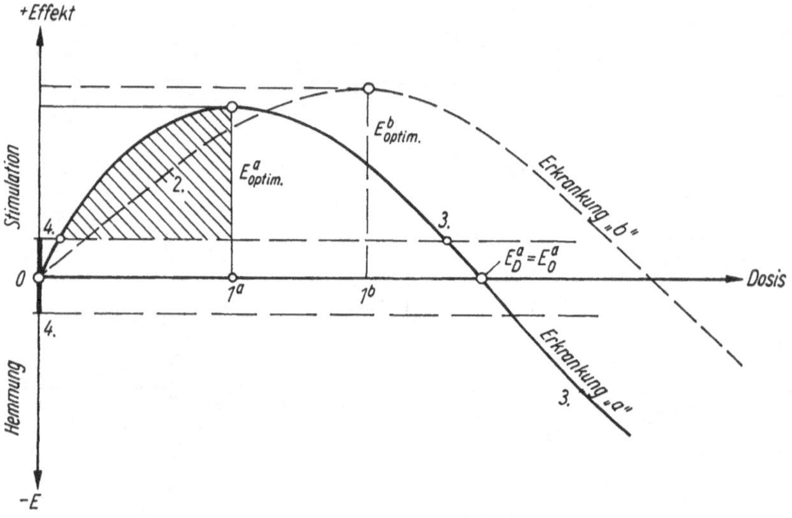

Abb. 2. Theoretische Vorstellungen über Form und Inhalt der Dosis-Effekt-Beziehungen bei der Radontherapie für zwei unterschiedliche Krankheiten a und b

1^a und 1^b: optimale Strahlendosis zur Therapie der Krankheit a bzw. b
2: Bereich günstiger Strahlendosen bei Krankheit a
3: Bereich der Überdosierung
4: Schwankung des Effektes bei Placebo-Behandlung

in der Frührehabilitationsphase nach dem Herzinfarkt, nach schweren Kreislaufstörungen, nach operativen Eingriffen sowie auch bei Hauterkrankungen, die für eine balneologische Behandlung kontraindiziert sind, erfolgreich zu behandeln. Vor kurzem wurde auch über sehr günstige Resultate der Radontherapie bei chronischer Pyelonephritis [18], Syringomyelie [25], Ulkus-Krankheit [8, 26], lumbosakraler Radikulitis [2], Stoffwechselkrankheiten [19] berichtet. Immer breiter werden Radon-Luftbäder bei Gelenkerkrankungen, wie Polyarthritis, ankylosierende Spondylitis, ankylosierende Spondyloarthritis, sowie in der Frührehabilitationsphase nach Herzinfarkt, bei der Behandlung von peripheren Gefäßerkrankungen und Hauterkrankungen eingesetzt. Zweifellos ist auch die Wirksamkeit von Radoninhalationen (ohne Zerfallsprodukte) bei chronischer Pneunomie und Asthma bronchiale [23].

Im Rahmen der Behandlung von manchen Erkrankungen mit Radonwasserbädern unter strenger adäquater Kontrolle wurden Mehrdosis-Untersuchungen durchgeführt, die uns neue Informationen gaben. So fand O. B. Davydowa [10] eine Abhängigkeit zwischen dem Effekt der Radonbäderbehandlung bei langdauernden rheumatischen Herzaffektionen und der resorbierten Dosis (Abb. 2), die nicht nur den Behandlungs effekt des Radonwasserbades im Vergleich zu dem des Süßwasserbades (78 zu 25%), sondern auch den optimalen therapeutischen Dosisbereich aufzeigt (und zwar soll die Radonkonzentration im Wasser etwa 80 bis 100 nCi/l betragen). Bemerkenswert ist auch die Abhängigkeit des Behandlungseffektes von der Radondosis, die von V. T. Olefirenko und A. A. Puschkarjowa [21] festgestellt wurde. Der günstigste Behandlungseffekt der Radonbäder bei lumbosakraler Radikulitis liegt bei 80 bis 120 nCi/l vor; die stärkste analgetische Wirkung bewegt sich jedoch in der Richtung der Rn-Konzentrationswerte von 200 bis 400 nCi/l, obwohl dabei eine negative, balneopathologische Reaktion häufiger auftritt.

In der UdSSR wird dem Problem der Risiko-Nutzen-Einschätzung während der Radontherapie große Aufmerksamkeit geschenkt. Die Einhaltung von Strahlungsnormativen und Arbeitsregeln in Radonheilstätten und Radonlaboratorien mit moderner Ausrüstung und unter obligatorischer Strahlenkontrolle begrenzt die tatsächliche jährliche Einzel-Strahlenexposition auf 0,01 bis 0,02 WLM. Diese Angabe erlaubt, unter Berücksichtigung des gesamten Kontingents der in diesem medizinischen Zweig tätigen Strahlenarbeiter, die zusätzliche Wahrscheinlichkeit einer Lungenkrebserkrankung nach 20jähriger Arbeitsdauer auf etwa 0,01 bis 0,02 Fälle pro 1500 Personen zu schätzen. Für Patienten, die einer Radonkur nicht öfter als einmal im Jahr unterzogen werden, ist das Risiko natürlich wesentlich niedriger im Vergleich zur beruflichen Exposition. Ungeachtet dessen gelten in der UdSSR Grenzwerte für die obere Schwelle der Radonkonzentrationen während der Radonapplikationen, und zwar 1000 nCi/l für die Radon-Wasserbäder und 250 nCi/l für die Radon-Luftbäder; 250 nCi/l für die Radon-Inhalationen ohne Zerfallsprodukte und 5 nCi/l für die mit Zerfallsprodukten im Gleichgewicht; 70 μCi/l Rn für die Behandlungsserie bei der Radonwasser-Trinkkur. Solche Begrenzungen beruhen auf den früher gewonnenen dosimetrischen Angaben zur Bestrahlung der kritischen Organe unter Radontherapie sowie auch auf den geltenden Normwerten des Strahlenschutzes. Das hilft, fruchtlosen Diskussionen über das fragwürdige Risiko der Radontherapie auszuweichen und statt dessen alle Kräfte auf die Erforschung des unbestrittenen Nutzens der Radonapplikationen sowie auf die Suche nach neuen wirkungsvolleren und vorteilhafteren Behandlungsmethoden zu richten.

3. Aus- und Weiterbildung

Seit den 60er Jahren werden im Zentralen Forschungsinstitut für Kurortologie und Physiotherapie in Moskau jährlich Lehrgänge für Ärzte und medizinisches Hilfspersonal durchgeführt. Diese Lehrgänge haben fast alle Fachleute absolviert, die auf dem Gebiet der Radontherapie tätig sind. Das Ausbildungssystem in der UdSSR ermöglicht, daß zur Arbeit, Herstellung und Verabreichung der Radonapplikationen ausschließlich Personen zugelassen werden, die einen Aus- oder Fortbildungskurs durchgemacht haben, ein Absolventenzeugnis dafür besitzen und eine Prüfung in der Sicherheitstechnik abgelegt haben. Das bezieht sich sowohl auf die Ärzte als auch auf das mittlere medizinische Personal.

Einer der Bestandteile im Entwicklungsprogramm der Radontherapie ist neben dem Plan der Zusammenarbeit zwischen den Landesinstituten auch die Herstellung von internationalen wissenschaftlich-technischen Verbindungen mit ausländischen Kollegen zwecks Durchführung von gemeinsamen Forschungen und gegenseitigen Beratungen in den wichtigsten theoretischen und praktischen Fragen. Ein Beispiel dafür ist die langjährige Zusammenarbeit mit dem Forschungsinstitut für Balneologie und Kurortwissenschaft Bad Elster und dem Staatsbad Bad Brambach in dosimetrischen, technischen und klinischen Aspekten der Forschung.

Literatur

[1] ABRAMOW, W. I. et al.: Vopr. Kurortol. Fizioter. Leč. Fiz. Kult. 1987, 4, 68.
[2] AGAPOWA, S. N.: Med. Radiol. 1962, 12, 17.
[3] ANDREJEW, S. V.: Arbeiten des Zentralen Forschungsinstituts für Kurortologie und Physiotherapie (Trudy ZNIIKiF) Moskau (russ.). **14** (1969) 3.
[4] ANDREJEW, S. V.: Vopr. Kurortol. Fizioter. Leč. Fiz. Kult. 1978, 1, 70.
[5] ANDREJEW, S. V.: Vopr. Kurortol. Fizioter. Leč. Fiz. Kult. 1987, 2, 39.
[6] ANDREJEW, S. V., u. B. I. ABRAMOW: Vopr. Kurortol. Fizioter. Leč. Fiz. Kult. 1985, 2, 67.
[7] ANDREJEW, S. V., u. I. I. GUSSAROW: Vopr. Kurortol. Fizioter. Leč. Fiz. Kult. 1969, 2, 167.
[8] BYKOW, A. A. et al.: Allunionssymposium für Radontherapie. Khmelnik 1980. Moskau 1980, S. 69.
[9] CHUDOTJOPLY, A. S. et al.: Trudy ZNIIKiF Moskau (russ.). **42** (1979) 48.
[10] DAVYDOWA, O. B.: Thesen d. Vorträge d. 4. Tagung d. Gesellsch. f. Physiotherapie u. Kurortologie d. RSFSR, Swerdlowsk 1984. Moskau 1984 ,102 (russ.).
[11] DOBRATSCHOW, Ju. P.: Vopr. Kurortol. Fizioter. Leč. Fiz. Kult. 1973, 1, 48.
[12] GUSSAROW, I. I. et al.: Radontherapie. Medizina, Moskau 1974 (russ.).
[13] GUSSAROW, I. I. et al.: Trudy ZNIIKiF Moskau (russ.) **14** (1969) 93.
[14] GUSSAROW, I. I. et al.: Vopr. Kurortol. Fizioter. Leč. Fiz. Kult. 1974, 6, 542.
[15] GUSSAROW, I. I. et al.: Vopr. Kurortol. Fizioter. Leč. Fiz. Kult. 1980, 1, 66.
[16] GUSSAROW, I. I. et al.: Vopr. Kurortol. Fizioter. Leč. Fiz. Kult. 1987, 3, 69.
[17] JAKIMOW, G. W.: Arbeiten des Staatl. Balneologischen Instituts Pjatigorsk. 1959, 5.
[18] KARPUCHIN, W. T., u. A. I. GLUCHOW: Allunionssymposium für Radontherapie. Khmelnik 1980. Moskau 1980, 72.
[19] LUKASCHOWA, M. W. et al.: ibid., 52.
[20] MICHAILOW, W. N.: In: Grundlagen der Kurortologie (russ.). Medgis, Moskau 1956.
[21] OLEFIRENKO, W. T.: Thermalwasserkuren (russ.). Medizina, Moskau 1986, S. 139.
[22] ŠEPOTJEWA, E. S.: Med. Radiol. 1957, 3, 62.
[23] TKATSCHENKO, A. F. et al.: In: Pathogenese und Kurbehandlung allergischer Atemwegserkrankungen (russ.). Kislowodsk 1977, 97.
[24] TRETJAKOW, A. F. et al.: Klin. Med. (Moskau) 1959, 10, 105.
[25] WENGEROVA, A. N.: Vopr. Kurortol. Fizioter. Leč. Fiz. Kult. 1966, 6, 517.
[26] WYGONDER, E. B. et al.: Allunionssymposium für Radontherapie. Khmelnik 1980. Moskau 1980, 66.
[27] Sammlung instruktiv-methodischer Materialien zur Organisation und Durchführung der Radontherapie ... (russ.) Medizina, Moskau 1972.

Anschrift des Verfassers:

Prof. W. M. BOGOLJUBOW
Direktor des ZNIIKiF
Kalininprospekt 50
Moskau, SU-121099

GIBT ES „BIOPOSITIVE" STRAHLENWIRKUNGEN?

W. Oelssner

Die Entwicklung des Lebens unter dem ständigen Einfluß der aus dem Weltraum und aus den radioaktiven Elementen der Erde stammenden Strahlen, die Unmöglichkeit, die Krebs und Erbschäden erzeugende Wirkung kleiner Strahlendosen beim Menschen mit epidemiologischen Methoden nachzuweisen, und nicht zuletzt die auf jahrhundertealte Traditionen zurückgehenden Erfahrungen der Badeärzte haben immer wieder dazu geführt, die Krebsinduktion und die Schädigung des Erbgutes durch kleine Strahlendosen anzuzweifeln und nach sogenannten biopositiven Strahlenwirkungen zu suchen.

Auf eine sehr bedeutsame und unbestrittene, die Entwicklung des Lebens fördernde und damit biopositive Strahlenwirkung hat Watznauer [18] hingewiesen. Es handelt sich um die Erzeugung genetischer Mutationen, die im Verein mit der Selektion für die Differenzierung der Arten verantwortlich sind. Im Meer, wo sich die Entwicklung des Lebens zuerst abgespielt haben dürfte, weist das an Strahlen relativ reiche Schelfgebiet viele Arten auf.

Die fast strahlungsfreie Tiefsee ist dagegen artenarm. Dorthin abgewanderte Arten sind in ihrer Entwicklung stehengeblieben, während sich die gleichen Arten in der Flachsee weiter differenziert haben.

Steht somit der biopositive Effekt der ionisierenden Strahlen auf die Evolution außer Zweifel, so ist eine die Lebensvorgänge des Einzelindividuums fördernde Wirkung der Strahlen umstritten und nur schwer nachweisbar. Als ein Exponent derer, die eine biopositive Strahlenwirkung grundsätzlich ablehnen, ist der Physiker Broda [3] zu nennen.

Da die ionisierenden Strahlen auch im Niedrigdosisbereich auf der molekularen Ebene ausschließlich destruktiv wirken, es sei nur an die Schädigung der DNS, an die Folgen der Radiolyse des Wassers oder an Membranstörungen erinnert, stellt sich die Frage, ob es auf höheren Organisationsebenen Reaktionen auf die molekularen Insulte gibt, die die entstandenen Schäden beheben oder vielleicht sogar überschießend zu einer positiven Bilanz führen können. Bezogen auf das Leben des Individuums geht es also nicht um die Frage nach biopositiven Strahlenwirkungen an sich, sondern um die Frage nach biopositiven Antworten des Organismus auf primäre Schädigungen. Betrachtet man zunächst die Ebene der Zelle, so liegt die Annahme nahe, daß die Erzeugung von DNS-Schäden zu einer vermehrten Bildung der für die DNS-Reparatur erforderlichen Enzyme führt.

Zu dieser Annahme kommen Pohl-Rühling und Mitarbeiter [9] auf Grund der Auszählung von Chromosomenaberrationen in Lymphozyten bestrahlter Personen. Die Zahl der Aberrationen steigt mit der Dosis zunächst linear steil an und bleibt oberhalb von etwa 50 mrad pro Monat nahezu konstant (Abb. 1). Eine Aufgliederung der untersuchten Probanden (Abb. 2) zeigt den steilen Anstieg nur bei Personen, die einer unterschiedlich hohen, kontinuierlichen Umweltstrahlenbelastung ausgesetzt waren (Grup-

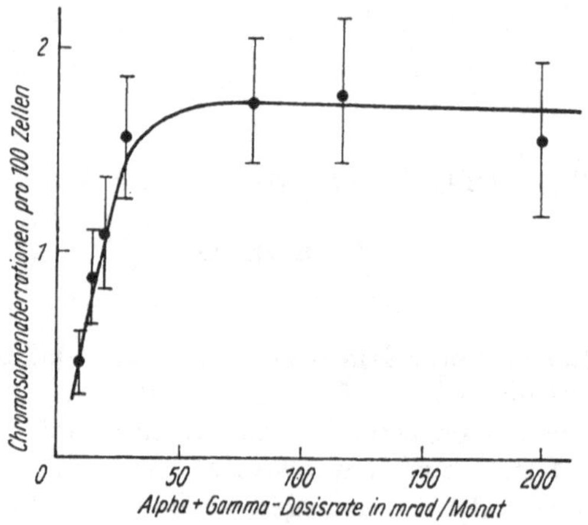

Abb. 1. Häufigkeit von Chromosomenaberrationen in Lymphozyten bestrahlter Personen in Abhängigkeit von der mittleren Energiedosis pro Monat [9]

pen A und BI). Personen, die in Bad Gastein als Heilpersonal oder Bergarbeiter zusätzlich intermittierend durch Radon-Inhalation α-Strahlen exponiert waren, zeigten einen flacheren Anstieg der Zahl der Chromosomenaberrationen mit einer Überkompensation (Gruppen BII und C). Als deren Ursache wird eine erhöhte Produktion von Reparaturenzymen als Antwort auf die zusätzliche intermittierende α-Strahlenexposition angenommen.

Tuschl und Klein [12] untersuchten das Ausmaß der DNS-Reparatur, hier unprogrammierte DNA-Synthese genannt, nach einer die DNS schädigenden UV-Bestrahlung von Lymphozyten. Zur Messung des Reparaturvermögens wählten sie den Einbau von Tritium-markiertem Thymidin in die DNS und verglichen das Verhalten der Lymphozyten von strahlenbelasteten Arbeitern des Gasteiner Heilstollens mit dem Verhalten der Lymphozyten Wiener Kontrollpersonen. Sowohl die als Maßstab

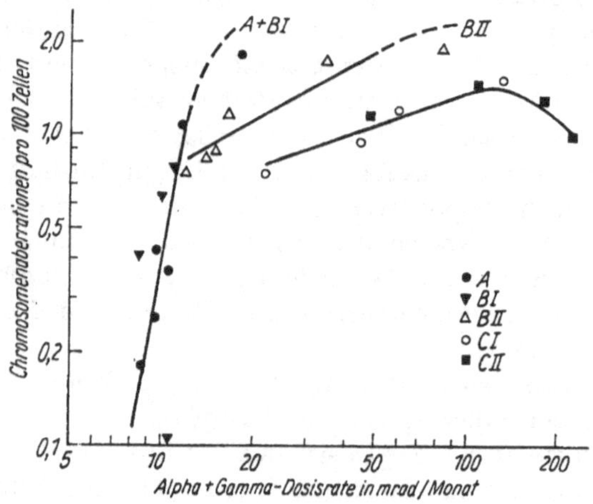

Abb. 2. Aufgliederung der in Abbildung 1 dargestellten Häufigkeit von Chromosomenaberrationen nach unterschiedlich gearteten Strahlenexpositionen, s. Text [9]

dienende Zahl der Reflexe pro Zelle als auch der Prozentsatz der markierten Zellen war bei den Stollenarbeitern deutlich höher (Abb. 3). Daraus muß geschlossen werden, daß die im Gasteiner Heilstollen erfolgte Strahlenbelastung das Vermögen der Zellen, DNS-Schäden zu reparieren, steigert.

Auch auf den Ebenen der Gewebe und des Gesamtorganismus sind Mechanismen zur Behebung von Strahlenschäden anzunehmen. Der Umstand, daß mit niedriger Dosisleistung oder fraktioniert eingestrahlte kleine Dosen locker ionisierender Strahlen zu

	Zahl der untersuchten Personen	rel. Reflexion/Zelle	% markierte Zellen
Stollenarbeiter	11	35,8 (± 6,5)	76,5 (± 8,0)
Kontrollen	6	21,8 (± 2,4)	57,3 (± 2,2)
Irrtumswahrscheinlichkeit		< 0,1%	< 0,1%

Abb. 3. Unprogrammierte DNS-Synthese in Lymphozyten unterschiedlich strahlenbelasteter Personen nach Schädigung durch 20 J/m² UV-Strahlung [12]

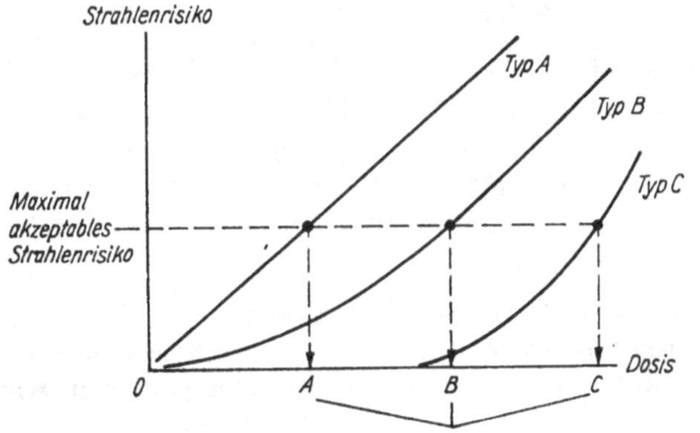

Abb. 4. Schema verschiedener Dosiswirkungsbeziehungen im Niedrigdosisbereich; Typ A linear, Typ B linearquadratisch, Typ C Schwellendosis [1]

keiner linearen Dosis-Wirkungsbeziehung führen, sondern einen nach oben konkaven Verlauf der Dosiswirkungskurve erkennen lassen (Abb. 4), legt die Vermutung nahe, daß außer der nach 2 Stunden abgeschlossenen Sofortreparatur der DNS noch andere Schäden behebende oder kompensierende Prinzipien existieren.

Es ist z. B. denkbar, daß die in einzelnen Zellen entstandenen Schäden mit einer um so größeren Wahrscheinlichkeit überwunden werden, je mehr benachbarte Zellen voll leistungsfähig sind. Bei gleicher Gesamtdosis ist deren Zahl durch Erholungsvorgänge bereits während der Bestrahlung bzw. in Bestrahlungspausen um so höher, je niedriger die Dosisleistung ist bzw. je stärker fraktioniert die Strahlenexpositionen erfolgen.

In seinem 1986 der UN-Vollversammlung vorgelegten Bericht schätzt UNSCEAR, daß die 1977 formulierten Risikofaktoren eine Risikoüberschätzung bis zum Fünffachen bedingen, wenn kleine Dosen locker ionisierender Strahlen stark protrahiert oder fraktioniert einwirken. Das gilt jedoch wahrscheinlich nicht für die Induktion von Brust- und Schilddrüsenkrebsen, da für deren Entwicklung auch endokrine Faktoren bedeutsam sind. Auch für die Wirkung dicht ionisierender Strahlen ist keine Risikoüberschätzung anzunehmen, sondern mit einer weitgehenden Kumulation zu rechnen.

Große Bedeutung kommt sicher auch der Immunabwehr zu, indem die am Anfang der Krebs- und Leukämieentwicklung stehenden einzelnen neoblastischen Zellen als körperfremd erkannt und durch Attacken von Killerlymphozyten zerstört werden. Egg und Mitarbeiter [4] haben gezeigt, daß niedrige Strahlendosen die Aktivität der Killerzellen bei gesunden Probanden nicht negativ beeinflussen und daß eine Radonkur die bei Patienten mit Spondylitis ankylopoetica verminderte Killerzellenaktivität auf normale Werte anhebt.

Parameter	Haut		Blut	
	SWB	RWB	SWB	RWB
Histamin:				
nach 1. Appl.	18,0 ± 1,2	24,7 ± 1,0 $P < 0,05$	0,15 ± 0,02	0,16 ± 0,02 $P > 0,05$
nach 15. Appl.	21,8 ± 0,2	27,7 ± 2,6 $P < 0,05$	0,15 ± 0,02	0,13 ± 0,01 $P > 0,05$
Serotonin:				
nach 1. Appl.	1,7 ± 0,2	2,35 ± 0,25 $0,1 > P > 0,05$	0,62 ± 0,09	0,84 ± 0,14 $P > 0,05$
nach 15. Appl.	1,46 ± 0,12	2,35 ± 0,26 $P < 0,05$	0,52 ± 0,03	0,77 ± 0,09 $P > 0,05$

Abb. 5. Histamin- und Serotoningehalt der Haut (µg/g) und des Blutes (µg/ml) von Ratten nach 1 und 15 Bädern in Leitungswasser (SWB) und Radonwasser (RWB; 3,7 mCi/l) von je 20 Minuten Dauer [10]

Die hohe Effizienz aller Reparatur- und Abwehrmechanismen des Körpers spiegelt sich in einem von Feinendegen [6] angestellten Rechenexempel eindrucksvoll wider. Er geht davon aus, daß sich eine Leukämie aus einer mutierten Knochenmarkstammzelle entwickelt.

Der Erwachsene besitzt $1,6 \cdot 10^9 = 1,6$ Milliarden Stammzellen. 1 Million Menschen verfügen entsprechend über insgesamt 10^{15} Stammzellen. Bei der Einwirkung von 0,01 Sv (1 rem) Röntgenstrahlen erleidet der Kern jeder Stammzelle im Mittel 3 Elektronendurchgänge mit je etwa 150 Ionisationen. Da der 1977 formulierte Risikokoeffizient für die Leukämieinduktion 20 auf 1 Million Menschen pro rem beträgt [7], bedingen $3 \times 1,6$ also rund 5×10^{15} Elektronendurchgänge durch die Kerne von $1,6 \cdot 10^{15}$ Stammzellen das hypothetische Risiko von nur 20 Leukämieerkrankungen!

Dank der Wirksamkeit der Reparaturenzyme, des Immunsystems und anderer Abwehrmechanismen stellt also die Leukämieinduktion und jede andere Krebsinduktion durch niedrige Strahlendosen eine extreme Ausnahme dar.

Vegetative und humorale Reaktionen des Organismus auf niedrige Röntgenstrahlendosen sind schon lange bekannt und werden u. a. bei der Entzündungsbestrahlung sowie bei der funktionellen Strahlentherapie mit kleinen Dosen erfolgreich angewandt. Hierher gehört z. B. die Strahlenbehandlung des Gesichtsfurunkels, der Mastitis puerperalis, der Parotitis oder der Dysbasia intermittens. Das auch Radonbäder im Tierversuch meßbare humorale Reaktionen auslösen, hat Rachmanova [10] gezeigt. Man erkennt in Abbildung 5, daß sowohl der Histamin- als auch der Serotoningehalt der Haut bei der Ratte durch Radonbäder signifikant gesteigert werden kann.

Die geschilderten Beispiele und Berechnungen zeigen, daß auf den Ebenen der Zelle, des Gewebes und des Organismus Reparatur- und Abwehrmechanismen existieren, die fast alle auf der molekularen Ebene entstandenen Strahlenschäden eliminieren bzw. kompensieren. Sie zeigen weiterhin, daß darüber hinaus auch Reaktionen ausgelöst werden können, die krankhafte Veränderungen günstig beeinflussen. Solche Reaktionen zu objektivieren und von Reaktionen auf andere Einflüsse, wie Wärme, Milieuwechsel usw., nach Möglichkeit abzugrenzen, ist eine wichtige Aufgabe der Forschung, damit auch für die medizinischen Radonanwendungen fundierte Nutzen-Risiko-Analysen angestellt werden können und so der Grundsatz der Rechtfertigung gewahrt werden kann.

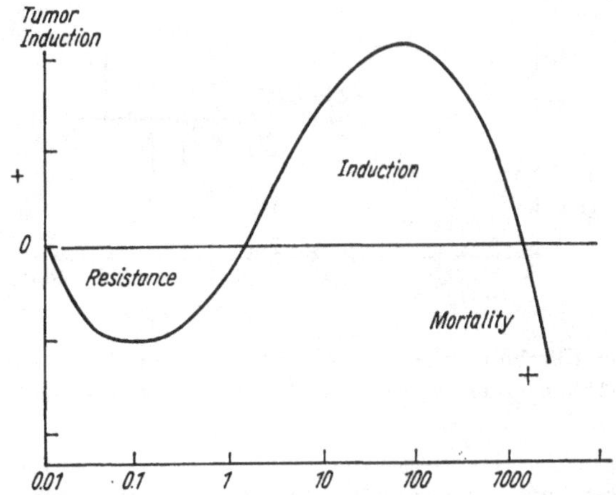

Abb. 6. Von LUCKEY angenommene Dosiswirkungsbeziehung der Krebsinduktion durch Strahlen [8]

Auf Grund einer Sammlung von 1260 Publikationen über sogenannte biopositive Wirkungen kleiner Strahlendosen geht LUCKEY [8] in der Bewertung der Reaktionen auf Strahleninsulte noch viel weiter. Er behauptet, daß niedrige Strahlendosen bei Pflanzen und Tieren die Vitalität und Fertilität steigern sowie die Infektanfälligkeit und Sterblichkeit senken. Auch beim Menschen sollen sie die Anfälligkeit gegenüber verschiedenen Krankheiten herabsetzen, das Immunsystem stärken und das Reparaturvermögen der Zellen erhöhen. Die Krebshäufigkeit und Krebssterblichkeit ist nach seiner Meinung in Gegenden mit hoher natürlicher Strahlenbelastung geringer als im Durchschnitt.

Er faßt diese biopositiven Reaktionen unter dem Begriff „Hormesis kleiner Strahlendosen“, abgeleitet vom griechischen ὁφμαειν = anregen, zusammen. Die einer seiner Veröffentlichungen [8] entstammende Abbildung 6 stellt die von ihm angenommene Dosis-Wirkungs-Beziehung der Krebsinduktion durch Strahlen dar und spiegelt seine Auffassung sinnfällig wider. Niedrige Dosen sollen die Widerstandskraft des Organismus erhöhen und die Wahrscheinlichkeit der Krebsentwicklung senken. Erst höhere Dosen steigern die Krebsinzidenz.

Die Risikoabschätzungen, die von der Internationalen Strahlenschutzkommission (ICRP) und dem Komitee der Vereinten Nationen zur Erforschung von Strahlenwirkungen (UNSCEAR) mit großer Sorgfalt auf Grund sehr umfangreicher Daten erarbeitet worden sind, sowie das daraus abgeleitete ALARA-Prinzip bezeichnet er als wissenschaftlich nicht akzeptabel. Seine Vorstellungen gipfeln in der Forderung: „Die für die Volksgesundheit verantwortlichen Stellen sollten allmählich damit beginnen, darüber nachzudenken, wie sichergestellt werden kann, daß jeder die Dosis, die er zur Erhaltung seiner Vitalität und Gesundheit benötigt, auch wirklich erhält" (zit. nach [17]).

Um beurteilen zu können, wie weit die Behauptungen und Forderungen Luckeys berechtigt sind, wäre es notwendig, alle von ihm gesammelten Publikationen und alle 1985 auf einer Hormesiskonferenz gehaltenen Vorträge über biopositive Strahlenreaktionen auf ihre Stichhaltigkeit zu überprüfen und mit dem Datenmaterial zu vergleichen, das den international anerkannten Strahlenschutzempfehlungen zugrunde liegt. Eine solche Aufgabe übersteigt jedoch die Kompetenz und das Leistungsvermögen eines Einzelnen bei weitem. Die nachfolgende kritische Betrachtung beschränkt sich daher auf wenige, von Luckey selbst angeführte Beispiele hormetischer Effekte auf die Krebsinduktion durch Strahlen.

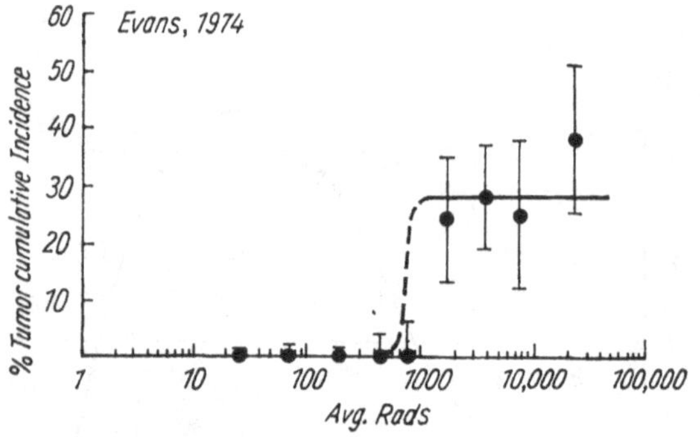

Abb. 7. Häufigkeit von Karzinomen im Kopfbereich und von Knochensarkomen bei Radium-Zifferblattarbeitern in Abhängigkeit von der geschätzten Strahlendosis im Knochen nach Evans [5]

Als erstes sei die Häufigkeit von Karzinomen im Kopfbereich und von Knochensarkomen bei 600 Zifferblattmalern genannt, die bei der Verarbeitung radioaktiver Leuchtfarben durch Kontamination und Inkorporation bestrahlt worden sind. In der Abbildung 7 erkennt man, daß die meisten beobachteten Krebse nach der Einwirkung von mehr als 10 Gy (1000 rd) und nur einzelne nach niedrigen Dosen aufgetreten sind.

Das entspricht der bekannten Tatsache, daß hohe Strahlendosen kanzerogen sind, die stochastischen Strahlenwirkungen niedriger Strahlendosen jedoch, wie an anderer Stelle ausgeführt, mit epidemiologischen Methoden nicht nachgewiesen werden können. Die präsentierte Dosis-Effekt-Beziehung kann daher nicht als Beleg für eine hormetische Strahlenwirkung anerkannt werden.

Ähnliches gilt für die Zitate von Autoren, die auf Grund retrospektiver Studien zu dem Schluß kamen, daß nach der Radiojodbehandlung von Hyperthyreosen ebenso viele oder sogar weniger Schilddrüsentumoren und weniger Leukämien auftreten als nach chirurgischer Therapie. Wieder andere Autoren wollen eine Senkung der Häufigkeit anderer Organkrebse nach Hyperthyreosebestrahlung festgestellt haben. Neben dem bereits gebrachten Einwand, daß es mit epidemiologischen Methoden kaum gelingt, Informationen über die Krebsinduktion durch kleine Strahlendosen zu erhalten, ist zu bemerken, daß auch andere Faktoren als Strahlen die Entwicklung von Krebsen fördern oder hemmen können, wie z. B. endokrine Einflüsse im Zusammenhang mit der Behandlung und Nachsorge von Hyperthyreosen. Es ist daher zweifelhaft, ob die betrachteten Kollektive überhaupt miteinander verglichen werden können. Dazu kommt, daß retrospektive Langzeitstudien nur sehr schwer korrekt und konsequent zu realisieren sind. Ihre Aussagekraft dürfte deshalb begrenzt sein. Es erscheint daher auch hier sehr fraglich, ob hormetische Effekte vorliegen.

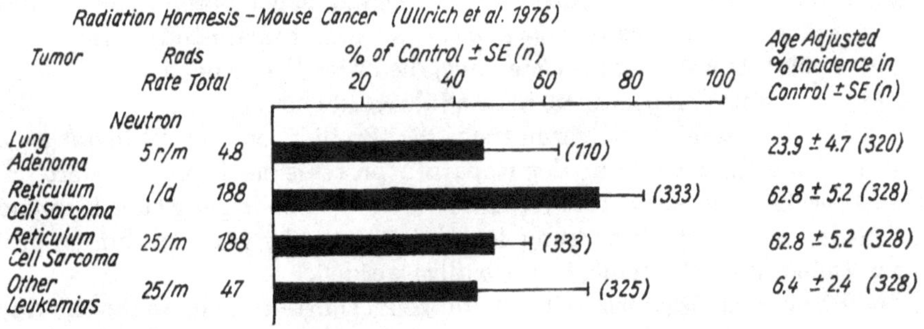

Abb. 8. Von Luckey als Hormesiseffekt gedeutete Senkung der Häufigkeit von Mäusetumoren und -leukämien durch Neutronenbestrahlung nach Ullrich [13]

Als drittes Beispiel sollen von Luckey zitierte Tierversuche betrachtet werden. Es handelt sich dabei um die Häufigkeit von 3 Mäusetumoren nach Neutronenbestrahlung (Abb. 8). Hier fällt zuerst die alterskorrigierte Tumorhäufigkeit bei den Kontrolltieren auf. Sie beträgt beim Lungenadenom rund 24% und beim Reticulumzellsarkom rund 63%. Diese hohen Inzidenzen weisen darauf hin, daß es sich hier um Geschwülste handelt, die mit menschlichen Krebsen nicht verglichen werden können, vielleicht weil sie durch Viren oder genetische Faktoren bedingt sind. Weiterhin erkennt man, daß die Senkung der Häufigkeit von Reticulumzellsarkomen nach Bestrahlungen mit verhältnismäßig hohen Dosen eingetreten ist, wenn man die hohe relative biologische Wirksamkeit der angewandten Neutronenstrahlen berücksichtigt.

Solche Dosen können durchaus imstande sein, einen Teil der Mutterzellen, aus denen sich Reticulumzellsarkome entwickeln, zu devitalisieren, so daß die Wahrscheinlichkeit einer Tumorinduktion geringer wird. Auch ist es angesichts der hohen spontanen Tumorinzidenz möglich, daß ein Teil der Tiere bereits während der Bestrahlung latent an einem Reticulumzellsarkom erkrankt war und daß die bereits vorhandenen Tumorzellen durch die Bestrahlung vernichtet worden sind, hier also ein strahlentherapeutischer Effekt vorlag. Ähnliches gilt für die Mäuseleukämien. Einmal lassen sich diese kaum mit menschlichen Leukämien vergleichen, andermal ist auch hier eine verhältnismäßig hohe Äquivalentdosis appliziert worden. Auch bei diesen Tierversuchen muß daher der behauptete hormetische Effekt kleiner Strahlendosen auf die Krebsinduktion bezweifelt werden.

Die geschilderten Beispiele sollten Anlaß sein, dem Hormesis-Konzept von Luckey hinsichtlich der Krebsinduktion mit Skepsis zu begegnen. Der Nutzen der von Luckey aufgestellten Behauptungen ist wohl vorerst nur darin zu sehen, daß sie eine Aufforderung darstellen, die Probleme der Wirkungen niedriger Strahlendosen mit allen verfügbaren Mitteln noch intensiver zu bearbeiten als bisher.

Faßt man abschließend die geschilderten Beobachtungen sowie die daraus abgeleiteten Vorstellungen zusammen und zieht daraus Schlußfolgerungen, so lassen sich die folgenden Sätze formulieren:

1. Die auf der molekularen Ebene ausschließlich destruktiv wirkenden ionisierenden Strahlen besitzen durch die Erzeugung von genetischen Mutationen im Verein mit der Selektion eine große Bedeutung für die Evolution und damit für die Vielfalt des Lebens auf der Erde.
2. Die auch durch niedrige Strahlendosen erzeugten molekularen Schäden lösen auf den Ebenen der Zellen, des Gewebes und des Gesamtorganismus verschiedenartige Reparatur- und Abwehrmechanismen aus, die unter Umständen als überschießende Reaktionen zu einer biopositiven Bilanz führen können.
3. Auf zellulärer Ebene wird vermutlich die Produktion von Reparaturenzymen gesteigert. Eine Intensivierung der Reparaturprozesse erscheint gesichert.
4. Auf der Gewebsebene ist die Wahrscheinlichkeit der Beseitigung oder Kompensation von Schäden nach der Einwirkung locker ionisierender Strahlen um so größer, je weniger Zellen in der Zeiteinheit geschädigt werden.
5. Auf der Ebene des Organismus trägt die zellvermittelte Immunabwehr durch die Erkennung und Elimination neoblastischer Zellen dazu bei, daß die Krebsinduktion durch Strahlen meistens nicht zur Entwicklung manifester Krebse führt.
6. Angesichts der Vielzahl der auch bei der Absorption kleiner Strahlendosen getroffenen Zellkerne und der Seltenheit strahleninduzierter Krebse und Leukämien muß den Reparatur- und Abwehrmechanismen des Körpers eine hohe Wirksamkeit zuerkannt werden.
7. In Übereinstimmung mit den Wirkungen der funktionellen und Entzündungsbestrahlung erscheinen die Reaktionen auf niedrige Strahlendosen geeignet, pathologische Funktionen und Zustände günstig zu beeinflussen. Diese Reaktionen zu objektivieren und nach Möglichkeit von Reaktionen auf andere Einflüsse abzugrenzen, ist eine wichtige Aufgabe der Forschung.
8. Die von Luckey behauptete Hormesis kleiner Strahlendosen ist meines Ermessens im Hinblick auf die Krebsinduktion nicht gesichert. Angesichts der Leistungsgrenzen epidemiologischer Langzeitstudien ist sie wohl auch kaum beweisbar.
9. Wir sollten deshalb weiterhin an dem international akzeptierten ALARA-Prinzip — „As low as reasonably achievable", d. h., „so niedrig wie vernünftigerweise erreichbar", festhalten und jede Strahlenanwendung im Ergebnis einer Nutzen-Risiko-Abwägung rechtfertigen.
10. Weitere Forschungen auf dem Gebiet der Wirkungen kleiner Strahlendosen sind erforderlich.

Den Herren Prof. Dr. A. Watznauer und Prof. Dr. F. Wachsmann sei für die Überlassung von Schrifttum und für wertvolle Hinweise gedankt.

Zusammenfassung

Durch die Erzeugung genetischer Mutationen tragen die ionisierenden Strahlen im Verein mit der Selektion zur Differenzierung der Arten bei. Im Gegensatz zu diesem positiven Effekt für die Evolution ist die primäre Strahlenwirkung auf der molekularen

Ebene immer destruktiv. Für das Einzelindividuum geht es daher nicht um die Frage nach biopositiven Strahlenwirkungen an sich, sondern um die Frage nach biopositiven Antworten auf primäre Schädigungen. Durch sehr effektive Reparatur- und Abwehrmechanismen auf den Ebenen der Zelle, des Gewebes und des Gesamtorganismus werden nicht nur die durch niedrige Strahlendosen hervorgerufenen primären Schäden fast immer behoben, sondern kann durch überschießende Reaktionen unter Umständen eine positive Gesamtbilanz resultieren. Wie die Erfolge der funktionellen und Entzündungsbestrahlung lehren, können niedrige Strahlendosen pathologische Funktionen günstig beeinflussen. — Abschließend wird auf die von LUCKEY [8] behauptete Hormesis kleiner Strahlendosen eingegangen und an drei von ihm zitierten Beispielen gezeigt, daß eine solche Hormesis hinsichtlich der Krebsinduktion sehr bezweifelt werden muß.

Literatur

[1] BECK, H. R.: Anmerkungen zu den Empfehlungen der Internationalen Strahlenschutzkommission (ICRP 26, 27) hinsichtlich der Definition und der Vergleichbarkeit von Schadensrisiken. In: MESSERSCHMIDT, O. et al. (Hrsg.): Strahlenschutz in Forschung und Praxis. Bd. XXIII, S. 165—178. G. Thieme, Stuttgart—New York 1982.

[2] BOGOLJUBOV, W. M., T. B. RACHMANOVA, I. I. GUSAROV, A. S. CHUDOTJOPLY: Biologische und klinische Wirkungsmechanismen von verschiedenen Arten der Radonbehandlung. Z. phys. Med. Balneol. med. Klimatol. **13** (1984) Sdh. 1, 25—31.

[3] BRODA, E.: Die angeblichen biopositiven Wirkungen ionisierender (energiereicher) Strahlen. Naturwiss. Rundschau **34** (1981) 49—57.

[4] EGG, D., G. GASTL, H. ALTMANN, R. GÜNTHER, C. HUBER: Immunologische Untersuchungen während Radon-Balneotherapie. Z. phys. Med. Balneol. med. Klimatol. **13** (1984) Sdh. 1, 56—67.

[5] EVANS, R. D.: zit. nach T. D. LUCKEY [8].

[6] FEINENDEGEN, L. E.: Mensch und Strahlung. In: MAIER-LEIBNITZ, H. (Hrsg.): Zeugen des Wissens. S. 555—609. v. Hase und Koehler, Mainz 1986.

[7] International Commission on Radiological Protection: Recommendations of the International Commission on Radiological Protection. ICRP Publication 26. Pergamon Press, Oxford 1977. Deutsche Ausgabe: G. Fischer, Stuttgart—New York 1978.

[8] LUCKEY, T. D.: Hormesis bei Krebsinduktion durch radioaktive Strahlung hoher Ionisationsdichte. Z. phys. Med. Balneol. med. Klimatol. **13** (1984) Sdh. 1, 11—16.

[9] POHL-RÜHLING, J., P. FISCHER, E. POHL: Chromosomenaberrationen nach Inhalation von Radon und seinen Zerfallsprodukten. Z. angew. Bäder-Klimaheilkd. **26** (1979) 438—444.

[10] RACHMANOVA, T. B.: zit. nach W. M. BOGOLJUVOB et al. (2).

[11] TUSCHL, H., H. ALTMANN, R. KOVAC, A. TOPALOGLOU, D. EGG, R. GÜNTHER: Effects of Low-Dose Radiation on Repair Processes in Human Lymphozytes. Radiat. Res. **81** (1980) 1—9.

[12] TUSCHL, H., W. KLEIN: Reparaturprozesse in Lymphozyten beruflich strahlenexponierter Personen. Z. phys. Med. Balneol. med. Klimatol. **13** (1984) Sdh. 1, 44—55.

[13] ULLRICH, R. L. et al.: zit. nach T. D. LUCKEY [8].

[14] United Nations Scientific Committee on the Effects of Atomic Radiation: Sources and Effects of Ionizing Radiation. 1977-Report to the General Assembly, with annexes. UN, New York 1977.

[15] United Nations Scientific Committee on the Effects of Atomic Radiation: Ionizing Radiation: Sources and Biological Effects. 1982-Report to the General Assembly, with annexes. UN, New York 1982.

[16] United Nations Scientific Committee on the Effects of Atomic Radiation: Genetic and Somatic Effects of Ionizing Radiation. 1986-Report to the General Assembly, with annexes. Un, New York 1986.
[17] Wachsmann, F.: Sind kleine Strahlendosen wirklich so gefährlich? Ein Bericht über Beobachtungen, die in der Fachwelt diskutiert werden. Atomwirtschaft **31** (1986) 499–502.
[18] Watznauer, A.: Die Rolle des Radons (Isotop ^{222}Rn) als Umweltfaktor – Eine Übersicht. Sitzungsberichte der Sächsischen Akademie der Wissenschaften zu Leipzig, Math.-nat. Klasse, Bd. 116, H. 7. Akademie Verlag, Berlin 1983.

Anschrift des Verfassers:

Prof. Dr. Wilhelm Oelssner
Richard-Wagner-Str. 15
Holzhausen, DDR-7124

RADIOAKTIVE QUELLEN IN JAPAN

H. MORINAGA

Eine Messung der Radioaktivität des Wassers von Quellen in Japan wurde erstmals im Jahre 1909 von Prof. MANABE und Prof. ISHITANI [7] durchgeführt, gefolgt von weiteren Messungen an Mineralwässern in ganz Japan, die von Dr. ISHIZU, Dr. KINUGASA und Dr. HATTORI vorgenommen wurden. Die Ergebnisse dieser Messungen wurden in dem 1915 von Dr. Risaku ISHIZU veröffentlichten Bericht „The Mineral Springs of Japan" vorgelegt [1]. Prof. KIMURA und seine Mitarbeiter führten eine detaillierte Untersuchung des Radon- und Radiumgehalts von Mineralwasser in verschiedenen Gebieten Japans durch, die Beweise für das Vorhandensein stark radioaktiver Brunnen in Japan erbrachte [3].

Bis Ende 1986 wurden in Japan 2127 Badeorte sowie 20151 Quellen insgesamt gezählt. Damit gehört Japan zu den Ländern mit der höchsten Anzahl von Quellen in der Welt. Von diesen sind 3,7% radioaktiv. Das Kriterium für eine radioaktive Quelle in Japan besteht in einem Radongehalt von mehr als 2 nCi/l. Bei vielen dieser Quellen handelt es sich um Radonquellen, einige enthalten außerdem Thoron.

Das Kriterium für eine medizinisch wirksame Heilquelle besteht in einem Radongehalt von 3 nCi/l. Seit 1972 ist das Vorhandensein von Radium als Heilquellenkriterium ausgeschlossen worden.

Die folgenden Quellen weisen einen besonders hohen Radongehalt auf: 1. die Masutomi-Quelle, 2. die Ena-Quelle, 3. die Ikeda-Quelle und 4. die Misasa-Quelle (s. Abb. 1). Bei den Quellen von Masutomi, Ena und Ikeda handelt es sich um kalte Quellen mit einer Temperatur zwischen 11,0 und 16,6 °C, und nur die Misasa-Quelle ist eine warme Quelle. Im Quellengas der Thermen des vulkanischen Kirishima-Distrikts auf Kyûshû wurden ein Radongehalt von 800 M.E. (= 288 nCi) und ein Thorongehalt von 1000 M.E. (= 364 nCi) gemessen [2].

Die Quellen von Masutomi, Ikeda und Misasa wurden besonders sorgfältig untersucht, um ein besseres Verständnis der radioaktiven Quellen in Japan zu erhalten.

I. Eine im September 1914 an der Masutomi-Quelle von Dr. KINUGASA durchgeführte Messung ergab einen Radongehalt von 828 M.E. (= 286,5 nCi/l). Im Februar 1948 wurde im Wasser der gleichen Quelle von Dr. KURODA ein Thorongehalt von 95 M.E. ($\approx$ 36 nCi/l) gemessen [5]. Bei der Masutomi-Quelle handelt es sich um eine borsäurehaltige Natrium-Chlorid-Quelle, die Erdmetalle enthält.

II. An der Ikeda-Quelle wurden von ISHIZU [8] 187,74 M.E. (= 68,3 nCi/l) und von IWASAKI 1499 M.E. im Jahre 1939 gemessen. Bei ihr handelt es sich um eine Natrium-Chlorid-Quelle, die CO_2 enthält.

Die Untersuchung stark radioaktiver Quellen wurde, wie oben beschrieben, an den Quellen von Masutomi und Ikeda ausgeführt. Außerdem wurden die täglichen Schwankungen der Radioaktivität und verschiedener chemischer Substanzen sowie die meteorologisch bedingten Veränderungen dieser Substanzen untersucht. Die Schüttung der

Quellen ist meist gering. Bei der Masutomi-Quelle A49 beträgt diese ca. 0,6 l/min, bei der Ikeda-Quelle Nr. 8 ca. 2 l/min.

III. Die Misasa-Quelle soll 1164 von einem Krieger entdeckt worden sein. Sie ist daher seit über 800 Jahren bekannt. Wie oben erwähnt, wurde 1914 von Ishizu ein Radongehalt von 142,14 M.E. (= 51,7 nCi/l) an dieser Quelle gemessen. Seither hat sich die Misasa-Quelle zu einer der bekanntesten radioaktiven Thermalquellen in Japan entwickelt. Im Jahre 1939 wurde deshalb dort vom Okayama Medical College ein Forschungsinstitut eröffnet. Im Jahre 1946 begann dort Prof. Oshima seine Unter-

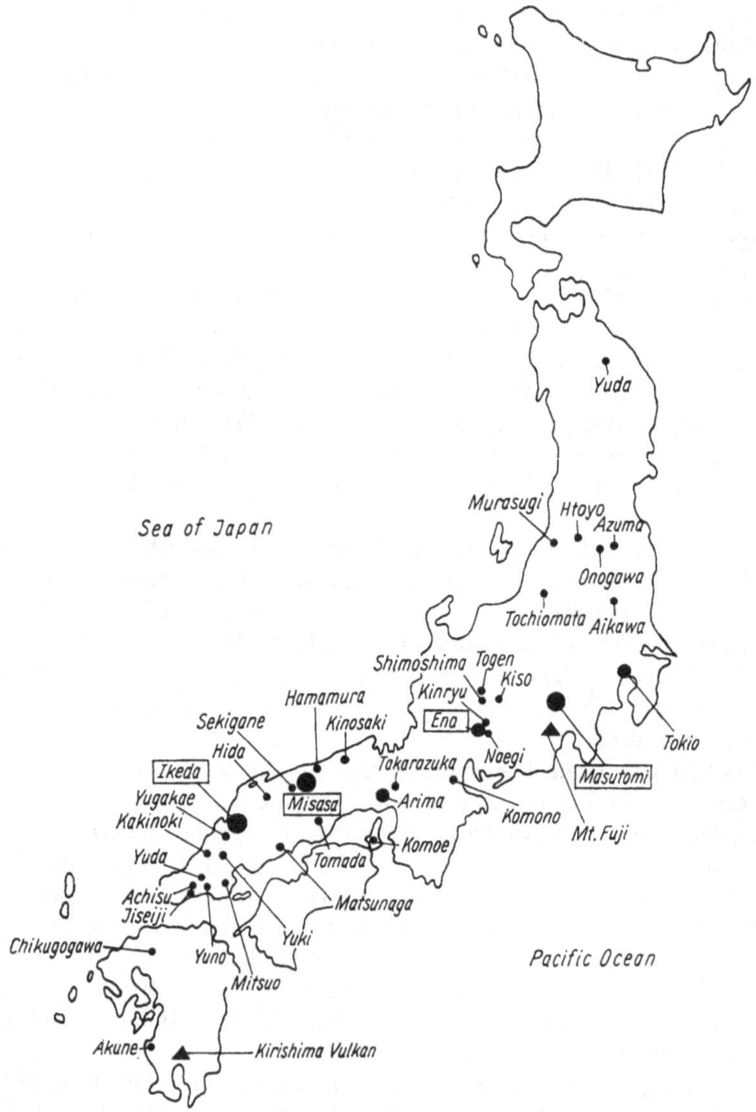

Abb. 1. Die Verteilung radioaktiver Quellen in Japan (besonders gekennzeichnet: Ikeda, Misasa, Ena und Masutomi)

suchungen radioaktiver warmer Quellen. Er führte eine große Anzahl von grundlegenden und klinischen Untersuchungen durch, die u. a. die kooperative Wirkung der radioaktiven Substanzen, wie Radon und Thoron, mit anderen Eigenschaften des Quellwassers ergaben. Auf der Grundlage seiner Ergebnisse konnten günstige Resultate in der Behandlung von chronischen Rheumakrankheiten, Hypertension, Arteriosklerose und chronischen Verdauungskrankheiten erzielt werden [10].

Im folgenden werden die Einwirkungen der Radioaktivität des Misasa-Badeorts auf die Umwelt behandelt [9, 11].

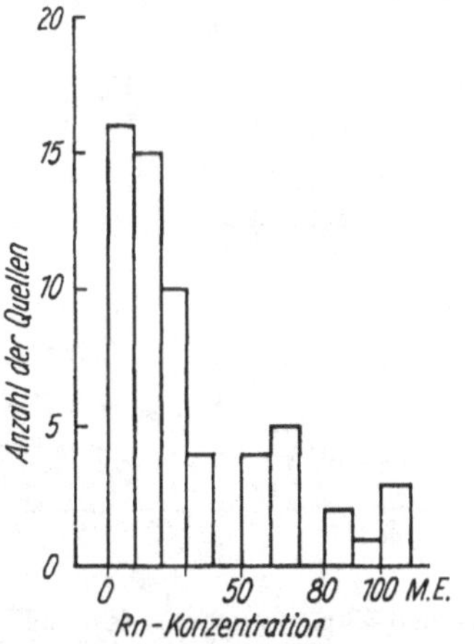

Abb. 2. Häufigkeiten der Radonkonzentrationen in den Quellen des Misasa-Heilbades

Die Zuordnung der Radonkonzentration im Wasser zur Anzahl der Quellen des Misasa-Badeorts wird in der Abbildung 2 gezeigt. Die meisten dieser Quellen weisen eine schwache Radioaktivität von weniger als 50 M.E. (18,2 nCi/l) auf; ein Wert von 100 M.E. (= 36,4 nCi/l) wird nur bei einigen Quellen überschritten. Im Jahre 1949 wurde der höchste Thorongehalt von 550 M.E. (= 200 nCi/l) an einer dieser Quellen von Kuroda gemessen. Der Ra-Gehalt des Granits in der Gegend des Misasa-Badeortes betrug $2{,}38 \times 10^{-12}$ g/g.

Der Ra-Gehalt des Thermalwassers lag bei $0{,}14 \times 10^{-12}$ bis $17{,}67 \times 10^{-12}$ g/l. Eine gleichzeitige Messung des Rn- und Ra-Gehalts ergab einen höheren Rn-Gehalt als eine Menge im Äquilibrium mit Ra. Der Radiumgehalt im Niederschlag des Quellwassers betrug $3{,}4 \times 10^{-8}$ bis $1{,}18 \times 10^{-10}$ g/g. Diese Quelle gehört daher gemäß der Klassifizierung von Genser zu der Art von Radonquellen, die Radium enthält.

Bei den Misasa-Quellen handelt es sich um radioaktive Quellen, die Na^+, Cl^- und HCO_3^{--} enthalten. Eine Langzeitbeobachtung ergab, daß sich das Cl^-/SO_4^{--}-Verhältnis nicht ändert, während je nach Wetter starke Schwankungen in der Ra-Konzentration auftreten. Der Ursprungsort des Rn scheint daher im Gegensatz zu dem von SO_4^{--} und Cl^- nahe an der Erdoberfläche zu liegen. Die Ergebnisse der Messungen von RaA(^{218}Po), RaB(^{21}Pb) und RaC(^{214}Bi) lassen den Schluß zu, daß das Rn 10 bis 110 Minuten benötigt, um die Brunnenöffnung von seinem Ursprungsort zu erreichen. Dies kann zurückgeführt werden auf das Vorhandensein einer Uranerzlagerstätte, die 1955 im Distrikt Ningyo-toge in der Nähe des Misasa-Bades entdeckt wurde.

Gemäß einer Untersuchung aus dem Jahre 1979 wird die Gesamtschüttung der Misasa-Quellen auf $3{,}02 \times 10^6$ l/Tag geschätzt. Wenn die mittlere Rn-Konzentration in 60 Quellwässern auf 11,8 nCi/l geschätzt wird, werden ca. 35 mCi Rn pro Tag vom Quellwasser über die Erdoberfläche freigesetzt.

Die Rn-Konzentration der Atmosphäre über dem Badeort betrug 0,2 bis 1,7 pCi/l mit einem Durchschnitt von $0{,}7 \pm 0{,}4$ pCi/l, ein beträchtlich höherer Wert als im Vergleichsgebiet.

Die Rn-Konzentration der Zimmerluft in dem Gebiet mit einer hohen Anzahl von Quellen betrug 0,7 bis 1,5 pCi/l.

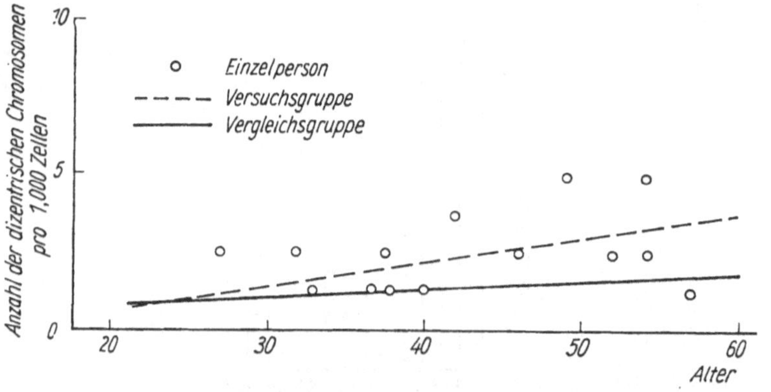

Abb. 3. Anzahl der dizentrischen Chromosomen/1000 Zellen in Abhängigkeit vom Alter (o: Einzelpersonen; -----: Versuchsgrußße; ———: Vergleichsgruppe)

Die Rn-Konzentration der Luft in den Behandlungsräumen, in denen Quellwasser verwendet wird, betrug 6,3 bis 84,2 pCi/l im Baderaum und erreichte 143 pCi/l, wenn das Wasser im Hubbard-Tank umgerührt wurde. In der Thermal-Grotte wurden 72 pCi/l gemessen.

Wenn ein Bewohner des Misasa-Badeorts einmal am Tag ein Bad nimmt, so wird der Bronchus innerhalb eines Jahres etwa 0,84 bis 2,34 rem/Jahr ausgesetzt, ein Schätzwert, der auf einer mit Hilfe der Haque-Formel durchgeführten Berechnung beruht.

In Zusammenarbeit mit Dr. Tonomura und seinen Mitarbeitern führten wir eine Untersuchung der Chromosomen der peripheren Lymphozyten gesunder Personen durch, die seit vielen Jahren im Misasa-Badeort wohnen [13].

Diese Untersuchung wurde an 39 Männern und Frauen im Alter zwischen 20 und 60 Jahren durchgeführt, die über mindestens 10 Jahre in diesem Gebiet lebten. 14 wohnten in der Mitte des Gebietes der Quellenaustritte, 20 in der Gegend um die Quellen, 5 der Versuchspersonen waren als Physiotherapeuten tätig.

Ergebnisse: Bei jeder Versuchsperson wurden die Chromosomen von mehr als 1000 peripheren Lymphozyten untersucht (insgesamt 39552 Einzeluntersuchungen). Während keinerlei Spezifität nach Art und Ausmaß chromosomaler Anomalien festgestellt wurde, betrug die Häufigkeit des dizentrischen Chromosoms, von dem angenommen wird, daß es durch die Einwirkung von Strahlung induziert wird, $0{,}21 \pm 0{,}08\%$ bei Personen, die in der Mitte der Quellwasseraustritte wohnten, und $0{,}12 \pm 0{,}06\%$ bei Personen, die in der Umgebung der Quellen wohnten. Bei den mit Quellwasser arbeitenden Physiotherapeuten betrug der Wert $0{,}10 \pm 0{,}11\%$.

Da bisher nur eine kleine Anzahl von Personen untersucht wurde, und bei einigen von diesen ein Einfluß auf Grund von medizinischer Behandlung (z. B. obere gastrointestinale Fluoroskopie) festgestellt wurde, läßt sich nur sehr schwer abschätzen, in welchem Ausmaß eine Person in der Umgebung der Quellen der Radioaktivität insgesamt ausgesetzt ist. Die bei dieser Untersuchung beobachteten Werte waren jedenfalls höher als die Häufigkeit von Anomalien bei Vergleichsgruppen in anderen Gebieten Japans (s. Abb. 3). Es ist daher notwendig, weitere Untersuchungen an einer größeren Anzahl von Personen durchzuführen.

Wie bereits erwähnt, wurde der Misasa-Badeort vor über 800 Jahren entdeckt und wird seither als Heilbad genutzt. Bis zum Bau einer kleinen Wasserversorgungsanlage im Jahre 1957 wurde Grundwasser, das Thermalwasser mit Na^+, Cl^-, HCO_3^{--}, Radon und anderen radioaktiven Substanzen enthält, für die Bedürfnisse des täglichen Lebens der Bewohner dieses Gebiets verwendet.

In der Morphologie der peripheren Blutzellen von Personen, die seit vielen Jahren im Misasa-Badeort lebten, wurden keine besonderen Anomalien beobachtet. Das Verhältnis zwischen Tod auf Grund von malignem Tumor und Todesfällen insgesamt war nicht höher als in anderen Gebieten Japans.

Diese Resultate stimmen mit dem 1980 von T. D. Luckey vorgeschlagenen Konzept der „Hormesis mit ionisierender Strahlung" überein [6].

Literatur

[1] Ishizu, R.: The Mineral Springs of Japan. Sankyo Kabushiki Kaisha, Tokyo 1915.

[2] Kamada, M.: J. Balneol. Soc. Japan. **7** (1956) 2.

[3] Kimura, K.: J. Japan. Balneo-Climatol. Assoc. **5** (1939) 1.

[4] Kuroda, K.: Bull. Chem. Soc. Japan. **19** (1944) 3.

[5] Kuroda, K.: J. Japan Balneo-Climatol. Assoc. **14** (1948) 1.

[6] Luckey, T. D.: Hormesis with Ionizing Radiation. CRC Press, Inc. Boca Raton, Florida 1980.

[7] Manabe, K., u. D. Ishitani: Tokyo Igakkai Zasshi **24** (1909) 6.

[8] Matsumura, S., I. Iwasaki u. R. Fukushima R.: J. Chem. Soc. Japan. **61** (1940) 3.

[9] Mifune, M.: J. Balneol. Soc. Japan. **31** (1981) 3.

[10] Morinaga, H.: Congresso Internazionale di Idrologia e Climatologia. I.S.M.H.-F.I.T.E.C., Lacco Ameno 1958.

[11] Morinaga, H., M. Mifune u. K. Furuno: Radiation Protection Dosimetry **7** (1984) 1—4.

[12] Shimokata, K.: J. Chem. Soc. Japan. **77** (1956) 1.

[13] Tonomura, A.: Work performed by Nuclear Safety Research Association under contract with Power and Reactor and Nuclear Fuel Development Corporation, Tokyo 1982.

DER AKTUELLE STAND DER RADONTHERAPIE IN POLEN IM HINBLICK AUF UNTERSUCHUNGEN UND MEINUNGEN

G. Straburzyński und T. Rudnicki

Das Kurenwesen in Polen bildet einen integralen Teil des Systems des allgemeinen Gesundheitsdienstes, der in 62 Kurorten jährlich rund 800000 Patienten behandelt. Das Wesentliche der Heilverfahren in den polnischen Kurorten ist die komplexe Anwendung von balneotherapeutischen und kinesiotherapeutischen Behandlungen in entsprechender Reihenfolge bei gleichzeitiger, planmäßiger Ausnutzung der Landschafts-, Diät- und kulturellen Bildungsfaktoren, wobei nur in unvermeidlichen Fällen eine Pharmakotherapie angewandt wird.

Polen ist reich an Heilquellen mit unterschiedlichem Mineralisierungsgehalt und -grad. Einzelne Kurorte besitzen auch Radonquellen. Es sind dies in den Sudeten gelegene Kurorte wie Świeradów, Czerniawa, Lądek, Cieplice, Kudowa und Przerzeczyn. Diese Kurorte zeichnen sich durch hohe Landschafts- und Klimawerte aus, und ihre im allgemeinen schwach mineralisierten Heilquellen, mitunter Schwefel-, Fluorwässer oder Säuerlinge haben einen unterschiedlichen Gehalt an Radon — von Zehntelteilen bis rund 30 nCi/l. Im Grunde besitzen nur die Wässer von Świeradów, Czerniawa, Lądek und Kudowa eine Radioaktivität, wodurch diese zu den spezifischen Radonquellen gezählt werden können. Eben in diesen Kurorten wird eine planmäßige Radonbehandlung angewandt. Sie erfolgt entweder in Form von Bädern in Radonwässern oder durch Inhalation des aus den radioaktiven Quellen stammenden Radons. Mitunter wird auch eine Trinkkur mit Radonwässern angewandt. Radoninhalationen werden auch im Rahmen der Subterraneotherapie in Stollen des stillgelegten Uranbergwerks in Kowary, in der Nähe des Kurorts Cieplice, durchgeführt. In allen diesen Kurorten wird seit vielen Jahren empirisch Radon (einschließlich seiner Zerfallsprodukte) als einer der Faktoren der komplexen Kurbehandlung angewandt. Seit ungefähr 30 Jahren arbeiten in diesen Kurorten Forschungs-Konsultationszentren, geleitet von Professoren verschiedener medizinischer Hochschulen und Institute des Gesundheitswesens, die Untersuchungen über die Heileffekte der Radonbehandlung durchführen, und somit zu einer laufenden Verifikation der Indikationen und Gegenindikationen ihrer Anwendung beitragen. Es ist unmöglich, in einem Referat alle diese Untersuchungen zu besprechen, jedoch müssen wenigstens ihre Richtungen und die interessantesten Ergebnisse dargestellt werden. Die Mehrzahl der Untersuchungen beziehen sich auf die Anwendung der Inhalation von radonhaltiger Luft oder von Radonbädern bei inneren Krankheiten wie Hypertonie, Ischämie des Herzens, Arteriosclerosis obliterans, Bronchialasthma. Besonders gute Ergebnisse wurden nach der Behandlung mit Radoninhalationen bei Hypertonie im I. und II. Stadium beobachtet [7, 14]. Sowohl künstliche als auch in den Stollen von Kowary durchgeführte natürliche Radoninhalationen bewirkten die Senkung des systolischen und diastolischen Blutdrucks, wahrscheinlich, wie vermutet wird, auf Grund der Blockierung der Alpha-Rezeptoren der Gefäße durch Radon mit darauf folgender Verminderung des Widerstands der peripheren Gefäße durch Erweiterung des Kapillargefäßnetzes der unteren Extremitäten [1, 3].

Es wurde nachgewiesen, daß die hypotensiven Kureffekte durch Radoninhalationen bis zu 6 Wochen nach der Kurbehandlung anhielten und mit den Änderungen der Reninaktivität des Plasmas und dem Aldosteronspiegel im Blut nicht in Verbindung standen [6]. Ebenso gute Ergebnisse wurden bei Patienten mit Ischämie des Herzens beobachtet [4]. Nach Radoninhalationen verringerte sich der Sauerstoffbedarf des Herzmuskels und verlängerte sich die Ausdauer für eine physische Anstrengung. Es erhöhte sich auch die Toleranz einer höheren Belastung des Organismus durch körperliche Anstrengung. Ein günstiger Einfluß der Radoninhalation auf die Durchblutung der unteren Extremitäten beim Verlauf der peripheren Atheromatose wurde beobachtet. Nach Radonanwendungen wurde ein doppelt so großer Blutdurchfluß — in Ruhe und bei maximaler Belastung — durch die Gewebe festgestellt [8]. Ebenso wurde ein Anstieg der Diurese ohne Veränderungen im pH und spezifischen Gewicht des Harns beobachtet [18]. Die Behandlung mit Radoninhalationen verursachte ebenfalls eine subjektive und objektive Besserung bei Patienten mit einer Atopieform von Bronchialasthma [5, 6]. Große Bedeutung wurde dem Einfluß von Radonanwendungen auf Beschwerden bei rheumatischen Krankheiten, vor allem auf den Zustand der Patienten mit Entzündung der Wirbelsäulengelenke (Spondylitis ankylosans) [12] sowie der Rehabilitation bei Erkrankungen der Bewegungsorgane verschiedenartiger Ätiologie, unter anderem auch neurologischer Herkunft, beigemessen. Besonders große Beachtung wurde dem Einfluß der Kurbehandlung auf die Funktion der endokrinen Drüsen bei Anwendung von Radonbehandlungen geschenkt. So wurde zum Beispiel beim Behandlungsverlauf mit Inhalationen im Stollen in Kowary ein Anstieg der Cortisolkonzentration im Blutserum festgestellt, wodurch, wie anzunehmen ist, die guten Ergebnisse bei der Behandlung bestimmter Formen von Rheumakrankheiten und von Bronchialasthma zu erklären sind [1, 2]. Man spricht sowohl von einer direkten Wirkung auf die Nebennierenrinde durch das in ihr angesammelte Radon und seiner Zerfallsprodukte, als auch durch erhöhte Ausscheidung des adrenokortikotropen Hormons (ACTH) [1, 2]. Histochemische Untersuchungen haben nachgewiesen, daß Radoninhalationen bei Versuchstieren eine Hypertrophie der Netzschicht der Nebennierenrinde gemeinsam mit einer Erhöhung der Aktivität einiger Diaminoxydasen verursachen [17]. Es wurde eine erhöhte Ausscheidung von CH, TSH, FSH, LH und ACTH durch die Hirnanhangsdrüse festgestellt, wobei eine Korrelation zwischen dem Radioaktivitätsgrad des Bluts und der Konzentration dieser Hormone in ihm fehlte. Am frühesten trat während der Kurbehandlung bei Radonanwendungen der Anstieg des Blutspiegels von TSH, FSH und ACTH — und am spätesten der von GH und LH auf [6]. Nach einer Kurbehandlung, in der Radoninhalationen und eine Trinkkur mit radonhaltigem Wasser angewandt wurden, konnte eine Konzentrationssenkung der Lipidkomponenten des Blutserums bei der primären Hyperlipoproteinämie vom Typ IIa, IIb und IV festgestellt werden, besonders bei jenen Werten, die am meisten erhöht waren [15]. Gute Heilerfolge wurden ebenfalls bei der chronischen aktiven Leberentzündung erzielt [13].

Die nächste Gruppe der in Polen durchgeführten Untersuchungen betrifft die Radonbehandlung von Frauenkrankheiten (gynäkologische Krankheiten). Es wurden sowohl Radonbäder als auch Scheidenspülungen mit Radonwässern angewandt. Gute Ergebnisse wurden bei nichtspezifischen Scheiden- und Gebärmutterhalsentzündungen, hauptsächlich bei primärer Unfruchtbarkeit, chronischen Entzündungen der Adnexe und im klimakterischen Symptomenkomplex beobachtet [19].

Es kann behauptet werden, daß die in den polnischen Radon-Kurorten durchgeführten wissenschaftlichen Untersuchungen eine gewisse günstige Evolution aufweisen. Anfangs wurden dabei weder entsprechende Kontrollgruppen noch eine Dosierung der Anwendungen in Betracht gezogen. Heute wird immer öfter wahrgenommen, daß das Radon stets nur einer der vielen, auf den Organismus des Patienten während der Kurbehandlung einwirkenden Faktoren ist, weshalb auch die Ergebnisse der Radonanwendungen immer häufiger mit der Kontrollgruppe verglichen werden.

Es muß offen eingestanden werden, daß trotz der zahlreichen in den letzten Jahren auch in polnischen Kurorten durchgeführten Untersuchungen, man immer noch keine eindeutige Antwort darauf erhielt, ob das Radon jener Faktor ist, der bei der Kurbehandlung unmittelbar zur Erzielung der guten Heilerfolge beiträgt, oder ob diese der komplexen Wirkung aller mit dieser Behandlungsart verbundenen Faktoren zuzuschreiben sind. Man kann feststellen, daß ähnliche gute Heilerfolge bei der Kurbehandlung jener Krankheiten, die im Verlauf der Radontherapie untersucht wurden, auch in anderen Kurorten erzielt werden, in welchen keine Radonquellen und keine radonhaltige Luft vorhanden sind. Es fehlen immer noch überzeugende Beweise dafür, daß die Heilerfolge dieser Krankheiten in Radon-Kurorten besser sind als die in anderen Kurorten mit Hilfe von anderen Heilmitteln erzielten Ergebnisse, daß die Besserung länger anhält, oder die Zahl von Rückfällen, Verschlechterungen und Komplikationen geringer ist. Diese Art von Vergleichsuntersuchungen wurden, übrigens nicht nur bei uns, bis jetzt nicht durchgeführt [24, 25, 26]. Die Untersuchungen, deren Ergebnisse hier angeführt wurden, haben leider einen retrospektiven und keinen prospektiven Charakter, was angezeigter wäre.

Eine andere Art von Zweifel wird hervorgerufen durch Ergebnisse bestimmter Tierversuche sowie den Fortschritt im Wissen über die schädliche Wirkung der ionisierenden Strahlung, unabhängig von ihrer Dosis. Bereits im Jahr 1976 wurde nämlich im Kurort Lądek der schädliche Einfluß des Radons auf das Lungengewebe von Kaninchen festgestellt, die Radoninhalationen unterzogen worden waren [11]. Interessant sind ebenfalls die Befunde, der in demselben Kurort an Kaninchen durchgeführten Untersuchungen, die erwiesen haben, daß ein tägliches 60 Minuten langes Atmen in radonhaltiger Luft mit einer Konzentration von 1 nCi/l die Verwachsung eines herausgeschnittenen Oberschenkelschaftsplitters beschleunigt und bei einer Konzentration von 5 nCi/l diese hemmt, wobei bereits bei der Radonkonzentration von 1 nCi/l das Knochenmark eine geringe und bei der höheren Konzentration eine vertiefte Atrophie der Zellenelemente aufwies [10]. Bei Untersuchungen der mit Radonmedien behandelten Patienten wurde Leukozytensturz, hauptsächlich der Granulozyten, sowie auch eine Verringerung der Lymphozytenaktivität und der Zahl der blastemischen Umformungen festgestellt. Bei anderen Untersuchungen wurde bei dem die Radontherapien ausführenden Badepersonal, im Vergleich zu den im Kurort wohnhaften, jedoch in der Kuranstalt nicht beschäftigten Frauen, sowie im Vergleich mit Frauen aus radonfreien Kurorten, eine wesentliche Erhöhung des Immunglobulinspiegels des Blutserums an IgM und eine geringe Erhöhung des Immunglobulinspiegels an IgA und IgG nachgewiesen [22].

Diese sowie auch eine Reihe anderer Behandlungsergebnisse zwingen zu einem rationellen Vorgehen bei der Radontherapie, sogar bei jenen kleinen Dosen, die auf den Organismus unserer Kurpatienten in den Radon-Kurorten einwirkten. Sind dies nun tatsächlich Dosen ohne jegliche Nebenwirkungen? — Können wir eindeutig behaupten, daß diese keine verspätete Wirkung ausüben werden? — Wie sind diese Dosen? — Antwort auf diese Fragen gaben uns Forscher aus dem Kurort Lądek, die während einer

Kur 21 Tage hindurch täglich 15 Minuten lange Radoninhalationen über einem Behälter mit Radonwasser aus der Georgsquelle anwandten; die Aktivität des während einer Inhalation in die Lungen eingeführten Radons betrug 7,9 nCi, und während der ganzen Kur erhielten die Patienten auf ihre Lungen eine Dosis von 0,16 ± 0,04 rem [13]. Eine andere Gruppe von Forschern hat berechnet, daß bei mittlerer Rn^{222}-Konzentration, die 2,1 ± 0,5 nCi/l beträgt, die Aktivität des während einer Inhalation in die Lungen eingeführten Radons 8,7 nCi beträgt, und die Patienten während der ganzen Kur auf ihre Lungen eine Strahlendosis von 0,18 ± 0,04 rem erhielten. Zusätzlich wurde in ihren Organismus durch eine Trinkkur mit Radonwasser, das durchschnittlich 34 nCi/l enthält, eine Dosis von 0,10 bis 0,12 rem eingeführt, also erhielten die Patienten insgesamt eine Dosis von 0,28 rem [15]. Ist dies nun unter den Bedingungen der technischen Zivilisation, die sich unter anderem durch Aktivität der ionisierenden Strahlung im Lebens- und Berufsmilieu auszeichnet, wirklich eine Dosis, die keinerlei Bedeutung für die Gesundheit des Menschen und seine Nachkommen hat? Außerdem sind zusätzliche Umweltschäden, wenn auch nur chemischer Natur, die synergistisch mit der ionisierenden Strahlung wirken können, ja auch in Betracht zu ziehen.

Es muß gesagt werden, daß sogar große Enthusiasten der Radontherapie in Polen unsere Zweifel heute teilen. Eine Reihe von Forschern spricht gegenwärtig eindeutig davon, daß die Heilerfolge in den Radon-Kurorten das Resultat der Gesamtheit der auf den Organismus des Patienten einwirkenden Faktoren sind. Andere Forscher beobachteten ein rasches Wachsen von sogar kleinen Gebärmuttermyomen und Eierstockgeschwülsten nach Radonbädern und -inhalationen sowie Genitalblutungen in diesen Fällen und behaupten, daß die Gegenindikationen viel entschlossener befolgt und erweitert werden sollten [20]. Immer häufiger tritt die Meinung auf, daß eine strikte Dosierung der Radonanwendungen nötig sei, wobei die gesamt Dosis der während der ganzen Kur auf den Patienten einwirkenden ionisierenden Strahlung in Betracht gezogen werden muß.

Der weite Anwendungsbereich des Radons und seiner Zerfallsprodukte und die Betrachtung derselben gewissermaßen als Panaceum erweckt, vom modernen medizinischen Standpunkt aus, große Bedenken. Die Radontherapie ist dabei in der Medizin fast ein phänomenales Beispiel für widersprechende, ja sogar sich gegenseitig ausschließende Ansichten von kritiklosen positiven bis zu negativen Meinungen, die irgendeinen Heilerfolg der Radonmedien absolut verneinen. Der ziemlich verbreiteten Meinung zuwider, wurden die Mechanismen der biologischen Wirkung der durch das Radon und seine Zerfallsprodukte emittierten ionisierenden Strahlung, vom Standpunkt der modernen Medizin aus betrachtet, keineswegs ausreichend erkannt. Die von Hann im Jahr 1955 und später noch lange Zeit vertretene — unserer Meinung nach unbegründete — Auffassung, daß das Radon und seine Zerfallsprodukte durch die Beeinflussung des Hypophysen-Nebennierensystems spezifisch wirken, fanden bei neueren Untersuchungen keine Bestätigung. Der beste Beweis hierzu waren die während des Internationalen Symposiums in Bad Münster im Jahr 1979 dargelegten Arbeiten über die Grundlagen der Radontherapie. Seit dieser Zeit festigte sich die kritische Betrachtung der Radonterapie, und diese neue Ansicht wurde von Pohl und Steinhäusler 1984 in den Spalten der Health Physics zum Ausdruck gebracht. Diese Autoren haben festgestellt, daß in keiner bisher veröffentlichten Arbeit bezüglich der Radontherapie der ursächliche Zusammenhang zwischen den in den Radon-Kurorten erzielten Heilerfolgen und dem Radon und seinen Zerfallsprodukten begründet wurde [23]. Diesen Standpunkt der

Autoren von zweifellos hoher Autorität teilen und unterstützen wir voll und ganz, indem wir ihn als Leitmotiv unserer Handlungsweise in der Kurpraxis annehmen. Wir haben ihn bereits im Jahr 1978 in den Spalten der „Kurprobleme" im Artikel unter dem Titel „Kritische Bemerkungen über die Grundlagen und Anwendung der Alpha-Therapie im Kurheilwesen" veröffentlicht [24]. Das Radon kann unserer Meinung nach höchstens als einer der vielen, sich zur Kurbehandlung zusammensetzenden Faktoren betrachtet werden, hingegen ist die Behauptung, daß es eine ausschließliche oder grundsätzliche Rolle bei der Gestaltung der Heileffekte spielt, völlig unbegründet.

Die Möglichkeit der krebsbildenden Wirkung der durch die kurzlebigen Zerfallsprodukte des Radons emittierten Alpha-Strahlung ist eine durch Versuche bewiesene Tatsache. Die Gefahr einer Krebs-Metaplasie der Grundzellen des Bronchialepithels infolge von Radoninhalationen ist minimal, aber real. Wir sind der Meinung, daß, selbst wenn dieses Risiko geringer wäre, als es von Jacobi (mit 0,01—0,03%) bewertet wurde [19], wir nicht das Recht haben, selbst ein noch so geringes Risiko gegenüber den stets ansteigenden Zweifeln über die angebliche Heilwirkung des Radons einzugehen. Angesichts der großen Bevölkerungszahl, die jährlich in Polen Radonbehandlungen erhält, hat das Wissenschaftliche Institut für Kurortmedizin, das die meritorische Aufsicht über das gesamte Heilkurenwesen bekleidet, eine vorläufige Anweisung zur Regelung der Grundsätze zur Radonanwendung bearbeitet und ins Leben gerufen. In Polen werden in 5 Kurorten, in denen natürliches Radon und dessen Zerfallsprodukte enthaltende Medien auftreten, jährlich rund 75000 Patienten behandelt. Die Anzahl dieser Gruppe ist so groß, daß sie die Inangriffnahme der aus den Grundsätzen des Strahlenschutzes der Bevölkerung hervorgehenden Aktion begründet. Als verpflichtende Kontraindikation zur Anwendung von Radonbehandlungen wurde das Alter unter 40 Jahren anerkannt. Da die Latenzzeit für strahleninduzierte Krebse mindestens zehn Jahre beträgt, ist die Vermutung begründet, daß die von uns eingeführte Altersbegrenzung das Risiko von Lungenkrebs bei der mit Radon behandelten Bevölkerung wesentlich unter den Schätzwert von Jacobi herabsetzt. Diese Einstellung bleibt im Einklang mit dem ALARA-Prinzip, dem Hauptkanon des Strahlenschutzes der Bevölkerung. Das ALARA-Prinzip wurde zur Grundlage für noch ein in den polnischen Radon-Kurorten verbindliches Verbot: die Anwendung von Radonbehandlungen bei beruflich strahlenexponierten Personen ist nicht gestattet. Wir sind der Meinung, daß Patienten, die am Arbeitsplatz (z. B. im Bergbau) strahlenexponiert sind, nicht noch durch Strahleneinwirkung aus anderen Quellen während der Kurbehandlung gefährdet werden sollen, zumal diese ja während des Erholungsurlaubs stattfindet.

Vom Standpunkt des aktuellen Wissens im Bereich des Strahlenschutzes der Bevölkerung — unsere praktischen Lösungen und die Einstellung zur Radontherapie begründend — möchten wir auf ein weiteres Problem hinweisen, das derzeit noch mehr theoretisch als praktisch ist; und zwar teilt die Strahlenbiologie die Strahlungseffekte in zwei Kategorien: in stochastische und nichtstochastische Effekte. Zu den ersteren gehören die durch Strahlung induzierten Neugebilde und genetischen Effekte. Für die Effekte dieser Art gibt es keine Schwellendosis. Alle restlichen Strahlungsschäden werden als nichtstochastische Effekte bezeichnet. Zu ihrem Auftreten ist das Überschreiten eines bestimmten Dosiswertes, der sogenannten Schwellendosis, notwendig. Es sind dies in der Regel Dosen von 10^1 rad aufwärts. Es unterliegt keinem Zweifel, daß die Kureffekte nach der Radonanwendung als nichtstochastisch zu betrachten sind. Es ergibt sich die Frage, ob in einer Situation, in der die während der Radonkur in den

Organen und Geweben absorbierten Dosen in einer Größenordnung von Millirad vorkommen, zu erwarten ist, daß diese so kleinen Dosen in der Lage sind, Heileffekte zu verursachen. Deshalb teilen wir auch die Meinung Pohls und Steinhäuslers, die einen ätiologischen Zusammenhang zwischen dem Radon und den zweifelsfreien Heileffekten in den Radon-Kurorten als unbegründet erklären [23]. Auf Grund der uns verpflichtenden wissenschaftlichen Vorsicht behandeln wir diese Angelegenheit als ein offenes Problem, sind jedoch der Meinung, daß es bei der Einschätzung der Nützlichkeit und des Risikos bei der Radonbehandlung in Betracht gezogen werden muß. Auf diese Weise bleiben wir im Einklang mit dem uns verpflichtenden ALARA-Prinzip. Dieser Standpunkt begründet das Abweichen von der Radontherapie in gewissen Fällen. In Anlehnung an die bisherigen Erfahrungen und literarischen Angaben wird in Polen die Anwendung des Radons und seiner Zerfallsprodukte in Form von Inhalation und Bädern lediglich bei genau bestimmten Krankheiten des Kreislaufsystems (Hypertonie im II. und III. Stadium nach WHO, Ischämie des Herzens, Kreislaufstörungen), des Atmungssystems (Bronchialasthma) sowie hormonellen Störungen bei Frauen während des Klimakteriums zugelassen. Neue Methoden oder Applikationen von Radon und dessen Folgeprodukten dürfen in Polen in die Kurbehandlung nur nach wissenschaftlicher Prüfung und Feststellung eines zweifelsfreien Effektes eingeführt werden. Über die Erweiterung der Indikationen zur Radonbehandlung entscheiden das Wissenschaftliche Institut für Kurortmedizin und die einheimische Gruppe von Spezialisten auf dem Gebiete der Balneologie und der Physikalischen Medizin. Hierbei wäre zu erwähnen, daß der Arzt, der die zur Erweiterung der Indikationen führenden Untersuchungen auf sich nehmen will, die Akzeptierung durch die Regionale Deontologische Kommission betreffs Versuchen an Menschen sowie durch den Wissenschaftlichen Rat des Wissenschaftlichen Instituts für Kurortmedizin erhalten muß. Ferner muß darauf hingewiesen werden, daß aktuell in den Forschungs-Konsultationskurzentren Untersuchungen durchgeführt werden über die Heilwirksamkeit der Radonanwendungen bei einigen Formen der Unfruchtbarkeit von Frauen, bei ausgewählten Krankheiten des Harnsystems, bei Mundleiden sowie einigen Augenleiden.

Bedingung zur Zulassung der Anwendung von Radonmedien für Heilzwecke ist die Durchführung von laufenden Messungen der Radioaktivität des Heilwassers und der zur Inhalation angewandten Luft zwecks Erzielung von Angaben über die globale Exposition der Patienten durch ionisierende Strahlung während der ganzen Kurbehandlung. Es wird die Pflicht eingeführt, in die Anamnese die Werte der Strahlenbelastung des Organismus (Dosismessungen) unter Beachtung der in der Anweisung angeführten Grundsätze einzutragen. Es wird die Durchführung von periodischen Bewertungen der Radioaktivität von Blut und Harn empfohlen zwecks Erzielung von Informationen über die Geschwindigkeit der Aufnahme und der Ausscheidung des Radons sowie dessen Zerfallsprodukte aus dem Organismus. Auf Grund des derzeitigen Fehlens von ausreichenden Angaben, die eine einheitliche Verbreitung der Bewertung der Radioaktivität von Blut und Harn während Radonbehandlungen ermöglichen würden, wird in der Übergangszeit diese Bewertung gemäß den örtlichen Möglichkeiten und nach dem Entschluß des behandelnden Arztes zugelassen.

Für eine richtige Anwendung der angeführten Anweisung und insbesondere für eine fach- und termingemäße Dosimetrie sowie die Führung einer entsprechenden Dokumentation über die mit Radonmedien behandelten Patienten sind die Chefärzte der Kurorte verantwortlich. Es wäre noch hinzuzufügen, daß das bei Radonbehandlungen beschäftigte Heilpersonal, besonders in Stollen des stillgelegten Uranbergwerks, systematisch dosimetrischen, durch eines der Forschungsinstitute der Arbeitsmedizin durchgeführten Untersuchungen unterzogen werden. Wir sind davon überzeugt, daß die besprochene, im polnischen Kurenwesen verbindliche Anweisung, deren Initiatoren wir waren, und auch die Präzisierung der Ansprüche, die eine Objektivierung der in den Kurorten durchgeführten wissenschaftlichen Untersuchungen sowie eine systematische Schulung der dort angestellten Ärzte das vorhandene, obgleich nicht große, aber reale Risiko verringern, das mit der Anwendung von Radonmedien für Heilzwecke besteht.

Literatur

[1] Halawa, B., W. Maturek, J. Listopad: Probl. Uzdrowiskowe[3], 1975, 91.
[2] Halawa, B.: Probl. Uzdrow. 4/5 (102/103), 1976, 121.
[3] Halawa, B.: Probl. Uzdrow. 3 (125), 1978, 69.
[4] Halawa, B.: Baln. Polska XXIII, 1—4, 101
[5] Halawa, B.: Baln. Polska 3—4 (XXIV), 1979, 467.
[6] Halawa, B.: Probl. Uzdrow. 1 (147), 1980, 29
[7] Halawa, B.: Probl. Uzdrow. 1/2 (183—184) 1983, 62
[8] Halawa, B.: Dissertation, 1970 Med. Akad. Wrocław 1970.
[9] Jacobi, W.: Z. angew. Bäder-Klimaheilkd. 26, 1979, 430.
[10] Kochański, J. W.: Probl. Uzdr. 4/5 (102—103), 1976, 13.
[11] Kochański, W., P. Minta, J. Kochańska: Med. Prac. 27, 1976, 353.
[12] Kochański, W.: Probl. Uzdr. 4 (126) 1978, 47
[13] Markiewicz, K., M. Łukin: Probl. Uzdr. 6 (152), 1980, 45.
[14] Mrozek, J., J. Bobrowska: Baln. Pol. 6, 1955, 53.
[15] Pełka, W., J. Szatkowski, B. Torbus-Lisiecka, J. Pieczul-Mróz, K. Markiewicz, J. Grzegorczyk, D. Grabowski: Problemy Uzdrowiskowe 11/12 (167/168), 1980, 9.
[16] Poniecki, A., K. Bernacka, J. Kwiatkowski: Pol. Tyg. Lek. 17, 1970, 617.
[17] Robaczyński, J., J. Kapłońska, E. Łozińska: Pol. Tyg. Lek. 29, 1974, 2173.
[18] Rogoziński, R., S. Stawiński: Baln. Pol. XIV, 3/4, 1969, 373.
[19] Robaczyński, J., J. Witka: Probl. Uzdr. 1 (147), 1980, 49
[20] Robaczyński, J.: Probl. Uzdr. 1 (147), 1980, 53
[21] Rudnicki, T.: Baln. Pol. 1—4, XXVIII, 1984/85, 9
[22] Smolik, R., A. Lange, D. Garncarek, W. Kochański, B. Nawara: Problemy Uzdrowiskowe 1 (147), 1980, 63
[23] Steinhäusler, F., E. Pohl: Health Physics 6, 3, V, 1984, 704.
[24] Straburzyński, G., T. Rudnicki: Probl. Uzdr. 10/12 (132/134), 1978, 33
[25] Straburzyński, G., T. Rudnicki: Problemy Uzdrowiskowe 1/2 (231/232), 1987, 101.
[26] Straburzyński, G., T. Rudnicki: Z. Phys. Mod. Balneologia, Med. Klim. 16, 1987, 275
[27] Szezeklik, E., Mrozek, J., J. Bobrowska: Pol. Arch. Mod. Wewn. 5, 1954, 892.
[28] J. Uzunov: Z. angew. Bäder- und Klimaheilk. 26, 1979, 425.

Anschrift des Verfassers:

Prof. Dr. med. habil.
G. Straburzyński
Instytut Balneoklimatyczny
ul. Szamarzewskiego 84
60-569 Poznań/VR Polen

TISSUE PERFUSION WITH RADON BATHS

By Y. Komoto

With 5 illustrations

Radon bathing increases cutaneous circulation [1]. Lipoid soluble Radon is absorbable into the bather's body through the skin, so that the dissolved Radon may play a vasoactive role in dermal circulation.

The functional consequences in the living body with a Radon bath, however, have not been determined either by tissue gas analyses or tissue perfusion.

As the peripheral microcirculation system is favorably affected by bathing physiologically, our studies for evaluating the effects of hot springs have been brought into focus on the dynamic changes in tissue by means of medical mass spectrometry; we have clarified the increase in tissue perfusion with CO_2 bathing and with strong saline bathing [2—5].

In this study, we demonstrate the functional changes in the living body caused by Radon bathing in regard to the tissue perfusion by either bathing or inhalation.

Material and methods

Experimental set up (Fig. 1).

1) Animal preparation

A 2-kg rabbit was intubated by tracheotomy under intravenous anesthesia with 25 mg/kg sodium pentobarbital. Arterial pressure was monitored by a catheter introduced into the carotid artery under 1 mg/kg general heparinization. Venous catheterization was performed into the external jugular vein.

The rabbit was then shaved the chest, abdomen and legs, and placed in a constant temperature-regulated 20-litre tub from which his neck and head protruded.

ECG and arterial pressure were monitored on a polygraph, and anesthesia was maintained by a constant micro-drip infusion system of 15—20 guttae per minute with 0.3—0.4% sodium pentobarbital.

Two calibrated Teflon catheters for monitoring partial pressures of each tissue gas (P_{O_2} and P_{CO_2}) were placed in the subcutaneous tissue of the thigh separately; 30—60 minutes were allowed for partial pressures to stabilize. Room temperature was maintained

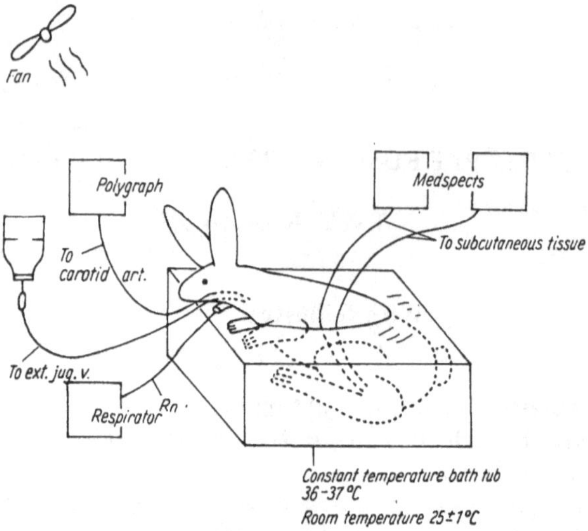

Fig. 1. Experimental set up for Radon baths. Constant temperature bath tub was placed at about 80–90 cm hight.

at 25 ± 1 °C throughout the experiment. The minute ventilation was set at 250 ml/min/kg by assisted respiration on room air. Fresh air was continuously blown at the rabbit during the bathing at 36–37 °C so as to prevent CO_2 and Radon inhalation.

2) Determination of tissue perfusion volume

Regional tissue perfusion volume was determined on the basis of a clearance curve for Argon tissue partial pressure.

Saturated Argon of 0.1 ml with physiological saline solution was injected into the

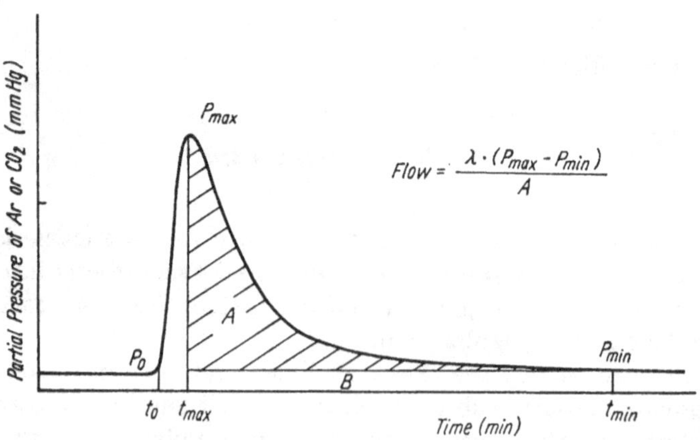

Fig. 2. Principle for the determination of regional tissue perfusion volume. Pmax.; Maximum tissue partial pressure of inactive gas (Ar or CO_2) immediately prior to desaturation, Pmin.; Tissue partial pressure of inactive gas when desaturation is completed. λ; Distribution coefficient between blood and tissue, λ is presumed to 1.0 for most tissues except fatty tissue, A; The area of the desaturation curve lying within the partial pressure and time axes. The regional tissure perfusion volume is calculated by ml/100 g/min through an on-line computer system.

subcutaneous tissue close to the sensor area of the catheter during CO_2 bathing, Radon bathing, Radon inhalation, and monitored by an on-line computer system with medical mass spectrometry; KETY's clearance theory was applied to FICK's principle in the determination of regional blood flow volume [3] (Figs. 2 and 3).

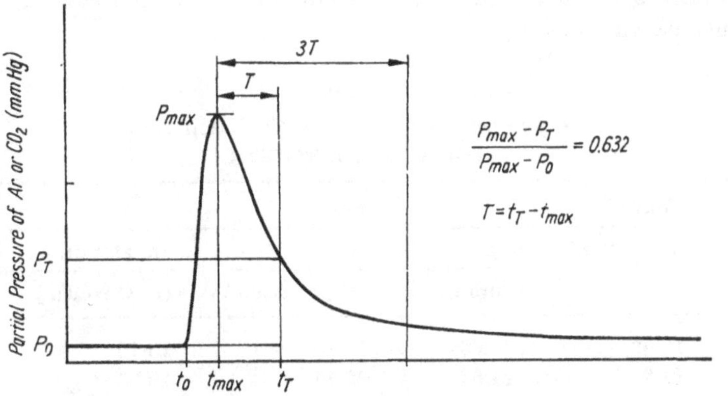

Fig. 3. The length of time required for a 63.2% decrease from Pmax is the time constant (T). Time measurements are standardized in 3T-time to minimize the deterioration that occurs during an extended period.

3) CO_2 bathing

The artificial CO_2 bath was prepared with a 50 g sodium hydrogencarbonate and succinic acid tablet, Kao Co. Ltd. Japan, producing fine CO_2 bubbles in water. The CO_2 concentration was ca. 570 ppm. Local tissue perfusion volume with CO_2 bathing was determined after 15 minutes of CO_2 bathing.

4) Radon bathing

Radon water of 13764–23743 Bq/l at 18 °C from Ikeda mineral springs was used for bathing. The Radon concentration was found to be lowered to 4549–7189 Bq/l at the end of the 2-hour experiment.

Local tissue perfusion volume was determined after the partial pressures of tissue gases are stabilized with Radon bathing.

5) Radon inhalation

Radon inhalation was set by an ultrasonic nebulizer during tap water bathing at 36–37 °C.

High (13764–23743 Bq/l from Ikeda mineral springs at 18 °C) and low (187–788 Bq/l from Misasa hot springs at 42 °C) concentration Radon water were used for inhalation. Local tissue perfusion volume was determined following 20 minutes of Radon inhalation

Results

The general condition of the rabbit was unchanged during the experiment of bathing and inhalation in regard to pulse rate and blood pressure.

Partial pressures of each tissue gas (Po_2 and Pco_2) changed scarcely with a Radon bath by either bathing or inhalation.

Table 1
Tissue perfusion volume with Radon baths
(ml/100 g/min, 36–37 °C)

No.	Control		Radon		
	Tap water bathing		Bathing	Inhalation	
		cum CO_2	(High concn.)	(Low concn.)	(High concn.)
1	10.83	20.60	14.16	15.70	25.63
2	11.61	24.63	22.44	19.75	21.34
3	14.54	20.19	21.80	13.59	32.37
4	14.54	29.27	15.29	14.78	31.76
5	17.19	22.09	15.92	20.04	31.85
6	17.37	21.14	14.39	22.02	25.45
7	18.94	27.35	19.77	19.23	18.30
8	21.19	16.96	27.50	24.14	19.58
9	21.54	18.46	23.89	22.41	21.57
10	21.88	18.18	22.22		19.02
11	22.30	23.59	18.69		17.90
12	23.29	29.69	17.40		21.74
13	25.83	19.66	15.32		28.15
14	25.34	31.47			
15	33.53	15.93			
16	33.67	34.60			
Avg.	20.85	23.36	19.03	19.07	24.20
SD	6.71	5.60	4.05	3.65	5.37
SE	3.56	2.98	2.34	2.81	3.24

Radon water: High concentration 13764–23743 Bq/l
Low concentration 187–788 Bq/l

1) Tissue perfusion in control group (Table 1 and Fig. 4).

a) Local tissue perfusion volume with tap water baths at 36–37 °C ranged from 10.83 to 33.67 ml/100 g/min; 20.85 ± 3.56 ml/100 g/min (SD = 6.71, n = 16) on average.

b) Local tissue perfusion volume with artificial CO_2 baths at 36–37 °C ranged from 15.93 to 34.60 ml/100 g/min; 23.36 ± 2.98 ml/100 g/min (SD = 5.60, n = 16) on average.

2) Tissue perfusion with Radon baths.

Local tissue perfusion volume with Radon bathings of high concentration at 36–37 °C ranged from 14.16 to 27.50 ml/100 g/min; 19.03 ± 2.34 ml/100 g/min (SD = 4.05, n = 13) on average, indicating no significant difference compared with the 20.85 ± 3.56 ml/100 g/min (SD = 6.71, n = 16) for tap water bathing.

3) Tissue perfusion volume with Radon inhalation (Table 1 and Fig. 4).

a) Tissue perfusion volume with inhalation of low concentration of Radon.
Local tissue perfusion volume ranged from 13.59 to 24.14 ml/100 g/min; 19.07 ± 2.81 ml/100 g/min (SD = 3.65, n = 9) on average, indicating no significant difference in comparison with that obtained by tap water bathing.

b) Tissue perfusion volume with Radon inhalation of high concentration ranged from 17.90 to 32.37 ml/100 g/min; 24.20 ± 3.24 ml/100 g/min (SD = 5.37, n = 13) on average, which was a significant increase ($p < 0.01$) in comparison with that obtained by either Radon bathing or tap water bathing.

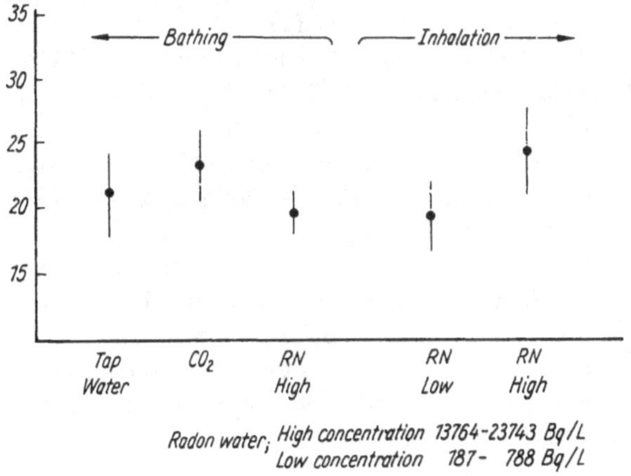

Fig. 4

Discussion

Peripheral circulation is improved by hot spring bathing not only by heat but also by the constituents of the spring water. CO_2, Radon and H_2S have been thought to be the leading components promoting peripheral circulation.

The responses of the human body to routine and therapeutic bathing during a certaine period of time should be moderate enough to improve and/or to maintaine homeostasis, which can be affected by the functional changes of a peripheral circulation system of body fluid including blood, lymph and tissue fluid.

The advantage of the medical mass spectrometry in evaluating tissue hemodynamics is that it can measure the partial pressures of each tissue gas as it occurs in the living body.

The Po_2 and Pco_2 thus measured are subject to fluctuate and reflect the dynamic movement of the partial pressure of gases associated with the tissue during periods of bathing.

Therefore, hemodynamics or functional consequences of the physiological state affected by the hot springs should preferably be evaluated by tissue circulation or perfusion methods that depend principally on blood flow.

We have clarified that the improvement in tissue perfusion with a Radon bath is by inhalation and scarcely by transcutaneous absorption of Radon.

The data we have shown clearly correspond with the data appearing in a text book [1], although in the text book the Radon bathing is not distinguished from inhalation.

First, the increase of Radon absorption with a rise in temperature of bath water, illustrated by Janitzky, is compatible with the inhalation of augmented Radon evaporation.

Second, increased absorption of Radon seen in the younger generation, illustrated by Janitzky, corresponds to the improved tissue perfusion with inhalation of a high concentration of Radon; tissue perfusion is generally better in youth.

The concentration of Radon water is decreased to 60% with a rise of temperature from 18 to 37 °C and absorption rate of Radon inhalation is 29%, whereas 3.3% of the Radon is utilized into the body by bathing [1].

The Radon water we used for bathing and inhalation of a high concentration at 36—37 °C had a 40% lower concentration (5700 Bq/l) on the average at the end of the 2-hour experiment, still demonstrating a clear effect on tissue perfusion by inhalation, whereas little effect on tissue perfusion was seen with Radon bathing which was comparable to tap water and to inhalation of a low concentration of Radon.

Therefore, we can say that the therapeutic effect of Radon is mainly favored by inhalation of a high concentration Radon with a mild vasoactive effect without any changes in pulse rate or blood pressure from the viewpoint of tissue perfusion, whereas the effect of transcutaneous Radon absorption is practically negligible.

To make a Radon bath fully useful, warm and high concentration Radon bathing up to 38 to 40 °C is recommended for physiotherapy, tissue perfusion being enhanced together with heat and vaporing Radon.

Summary

Tissue perfusion with Radon baths at 36 to 37 °C was evaluated by means of medical mass spectrometry on the basis of a clearance curve for Argon tissue partial pressure using rabbits.

A subcutaneous tissue perfusion volume of 19.03 ± 2.34 ml/100 g/min on average was obtained with Radon water bathing independently of the concentration, and 19.07 ± 2.81 ml/100 g/min on average with low concentration Radon inhalation (187—788 Bq/l) which was comparable to that obtained by tap water bathing. Increase in tissue perfusion of 24.20 ± 3.24 ml/100 g/min on average was obtained with inhalation of a high Radon concentration (13764—23743 Bq/l), which was comparable to CO_2 bathing (570 ppm), showing a significant increase in comparison to either tap water or Radon bathing regardless of concentration ($p < 0.01$).

References

[1] Shoger, G. A. und Kern, H.: VIII, 9. Radium- bzw. Radonbalneologie, Handbuch der Bäder- und Klimaheilkunde, herausgegeben von W. Amelung und A. Evers, 430—460, Friedrich-Karl Schattauer-Verlag, Stuttgart, 1962.

[2] KOMOTO, Y., et al.: A new approach in evaluating the hemodynamics of ischemic legs by mass spectrometry; A preliminary report, Angiology, **28**; 568–577, 1977.
[3] KOHMOTO, T.: Local tissue perfusion determined by the clearance curve of tissue partial pressure of CO_2, J. Jap. Coll. Angiol., **24**; 1331–1337, 1984. (In Japanese with English summary)
[4] KOMOTO, Y., et al.: Dermal and subcutaneous tissue perfusion with a CO_2 bathing, Z. Physiother., **38**; 103–112, 1986.
[5] KOMOTO, Y., et al.: Tissue perfusion with strong saline baths in combination with CO_2 baths, Proceedings, XIX. Internationaler Kongreß für Thalassotherapie 1985, **I**; 46–57, 1986.

Author's address:

Prof. Yoshiaki KOMOTO, M. D.,
Institute for Environmental Medicine,
Okayama University Medical School
827 Yamada, Misasa, Tottori 682-02, Japan

ZUM WIRKUNGSMECHANISMUS VON RADONBÄDERN AUF DEN ORGANISMUS

S. V. ANDREJEW, B. N. SEMJONOW und D. TAUCHERT

Die Vorstellungen über die physikalische Seite der Wirkung von Radonbädern sind heute nicht mehr einheitlich. In der Literatur setzte sich zunächst die Ansicht durch, die sich aus den allgemeinen Vorstellungen über die Eigenschaften des Radons und seiner kurzlebigen Folgeprodukte (FP) in Verbindung mit den Grundlagen der Physiologie des Menschen ableitete [19]:

Bei der Radonapplikation dringt das Radon durch die Haut und/oder über die Lungen in den Organismus ein, löst sich teilweise im Blut und wird von hier zu den verschiedenen Organen und Geweben, einschließlich der Drüsen der inneren Sekretion und Nervengeweben, transportiert. Auf diese Gewebe wirken die radioaktiven Strahlen ein, die beim Zerfall der Radonatome bzw. seiner FP entstehen. Nicht zerfallenes Radon verläßt den Organismus sehr rasch, vorzugsweise durch die Lungen. Nur ein Teil des Radons verweilt etwas länger in den Fettgeweben infolge seiner höheren Löslichkeit in Fetten, Ölen und fettähnlichen Stoffen.

Aber alle diese [15, 24, 26, 28 u. a.] vereinfachten Vorstellungen von der Wirkung des Radonbades erschienen nach der Durchführung umfangreicher dosimetrischer Untersuchungen in der UdSSR zwischen 1960 und 1980 nicht mehr haltbar. Unrichtig erwiesen sich ebenso Vorstellungen über die Zunahme der Bestrahlung des menschlichen Organismus bei Anwesenheit von CO_2 im Radonbadewasser [22, 30] sowie bei höheren Badewassertemperaturen [26]. Daher erscheint es legitim und notwendig, die Diskussion über den Wirkungsmechanismus der Radontherapie unter Berücksichtigung dieser Erkenntnisse erneut zu führen Bei Untersuchungen mit Probanden [2, 3, 29 u. a.] und Versuchstieren [4, 10] wurde gefunden, daß das aus dem Badewasser in den Organismus eindringende Radon nur einen Teil (etwa 30%) der vom Körper absorbierten Energie der ionisierenden Strahlung (90%iger Anteil von α-Strahlung) liefert. Weiter wurde festgestellt, daß bei gewöhnlichem Belüftungsregime der Applikationsräume und bei Einhaltung der strahlenschutzhygienischen Normativwerte für Radon und seine FP in der Luft die inhalative Körperbelastung vernachlässigbar klein ist [8] und prinzipiell keine Rolle bei der Formierung der biologischen Antwort des Organismus auf die Radonanwendung spielen kann. Im allgemeinen geht die aus der eingeatmeten, radonangereicherten Luft resultierende effektive Äquivalentdosis der Strahlung nicht über 0,2% des Gesamtbetrages hinaus. 70% der auf die Gewebe des Gesamtorganismus wirkenden Strahlenmenge entsteht als Folge der Adsorption der aus dem Badewasser kommenden FP auf der Haut und deren dortigem Zerfall.

Die Aktivität des aus dem Badewasser in den Organismus penetrierten Radons ist gering, sie erreicht bei einem 20minütigem Bad nur etwa 0,5% der Gesamtaktivität des in der Wanne gelösten Radons Die Aktivitätskonzentration des Radons im Hautgewebe steigt allerdings zum Ende des Bades auf 20—30% der des Wassers an; dieser Wert zeigt steigende Tendenz bei der Fortsetzung der Applikation. In den anderen

Organen (außer Fettgewebe) ist der Radongehalt 20–200mal niedriger. Während der Applikation und eine bestimmte Zeit danach werden bis zu 60% des in den Organismus eingedrungenen Radons in dem Teil der Haut deponiert, der vom Radonwasser benetzt wird [7]. Das Hautdepot verlassend, gelangen die nicht zerfallenen Radonatome sehr rasch mit einer Halbwertszeit von 10 min in das Blut (sie diffundieren zum Teil auch in das Unterhautfettgewebe) und verlassen den Organismus: 60% über die Lunge und 40% über die Haut. Ein gewisser Teil des Radons haftet in Fettgeweben und einigen inneren Organen, verweilt etwas länger im Organismus und verläßt ihn dann mit einer Halbwertszeit von ca. 50 min über die Lungen. Nach 2 Stunden befinden sich im Organismus bereits weniger als 10% des eingedrungenen Radons. Der Radongehalt in den Geweben kann ohne weiteres gemessen werden, doch ist seine radiologische Bedeutung äußerst gering. Eine Ausnahme bildet dabei Unterhautfett und Bauchfettgewebe [4], doch selbst hier ist der Radongehalt im Gipfel noch 5mal niedriger als in der Haut.

Ein geringer Teil des Radons (etwa 0,5% der inkorporierten Menge) zerfällt in den Geweben und wirkt an Ort und Stelle auf sie mit α-Teilchen ein. Die dabei entstehenden FP zerfallen in der Hauptsache an den Orten ihrer Entstehung, teilweise wandern sie jedoch mit dem Blut zu anderen Geweben und zerfallen dort [6]. In der Haut bleibt und zerfällt die Mehrheit der FP-Atome. Die Migration eines Teils der FP-Atome aus dem Hautdepot, aus Fettgeweben und den Gonaden führt zu ihrer Ablagerung und weiterem Zerfall in den Organen mit Ausscheidungsfunktionen, besonders der Nierenrinde, die nach der Haut die zweitstärkste Strahlendosis erhält.

Damit bleibt festzustellen, daß das Radon aus dem Badewasser nicht schlechthin die Haut als eine Art semipermeable Membran längs eines linearen Konzentrationsgradienten durchdringt, sondern vielmehr in diesem Gewebe deponiert wird und in ihm und aus ihm heraus diffundiert. Die Haut bildet jedoch nicht nur ein Depot, sie ist gleichzeitig das Organ, welches das Eindringen des Radons in den Organismus und dessen weitere Verteilung in Abhängigkeit von einer Reihe Faktoren reguliert. Beispielsweise führt die Verstärkung der Hautdurchblutung durch Vasodilatation und in derem Gefolge die Entwicklung der Hyperthermie unter Einfluß höherer Badewassertemperaturen oder der gleichzeitigen Anwendung von CO_2 im Bademedium zu einer rascheren Mobilisierung des Radon-Haut-Depots im Sinne einer beschleunigten Dynamik. Das führt zur beschleunigten Elimination des Radons auch über die Lungen während der Applikationszeit. Damit verringert sich die Hautbestrahlung. Andererseits hemmt eine Teilbedeckung der Haut etwa durch kleine Gasbläschen aus CO_2 das Eindringen des Radons in den Organismus [13]. All das ist bei der Anwendung von Radonbädern zu berücksichtigen.

Gesondert muß man die Rolle der FP-Adsorption auf der Haut betrachten. Umfangreiche Untersuchungen dazu wurden in der UdSSR durchgeführt [5, 31, 34–36]. Mit radiologischen und dosimetrischen Methoden wurden die Prozesse und Gesetzmäßigkeiten der FP-Adsorption auf der Haut des Menschen (und auch auf anderen Oberflächen) einschließlich der Isotopenzusammensetzung des aktiven Belags der FP, und die Dynamik ihres Verhaltens studiert. Die von der Haut absorbierte Strahlenenergie beim Zerfall des FP-Belages wurde bestimmt und ausführlich analysiert. Danach wurde der Prozeß der Wanderung der kurzlebigen FP aus der Hautoberfläche in die Tiefe der Epidermis als Zeitfunktion während und nach der Applikation und für jedes Isotop einzeln analysiert [12]. Drei bedeutsame Tatsachen wurden festgestellt:

1. Der vom Zerfall des FP-Belages auf der Haut herrührende Anteil macht im allge-

meinen etwa 70% der vom gesamten Organismus absorbierten Strahlenenergie aus, die restlichen 30% stammen vom Zerfall des Radons und der bei seinem Zerfall im Organismus entstehenden FP.

2. Die FP-Schicht auf der Hautoberfläche, die früher als stabil und starr eingeschätzt wurde, verhält sich nicht statisch. Während der Existenz der aus dem Badewasser absorbierten FP-Atome auf der Haut diffundiert ein wesentlicher Teil der kurzlebigen Atome in die Tiefe bis zur Grenze der Epidermis (stratum basale). Er bestrahlt bei seinem Zerfall nicht nur die Zellen der Epidermis, sondern auch das darunterliegende stratum papillare. Dieser Tatsache wurde bisher nicht genügend Rechnung getragen.
3. Durch radiobiologische Untersuchungen [18] wurde nachgewiesen, daß bei der zielgerichteten Einwirkung von α-Teilchen bereits mit einer Reichweite von 15—30 μm auf die obersten Zellschichten der Epidermis deutliche Folgen einer Bestrahlung (z. B. Erytheme) beobachtet werden, die mit der Bildung von biologisch aktiven Stoffen (Radiolyseprodukten) bevorzugt in der Hornschicht bzw. in tieferen, empfindlicheren Hautschichten und Nervenendigungen verbunden sind.

All das spricht für die Effektivität der FP-Wirkung auf die Haut. Später wurde dies auch in klinischen Untersuchungen zur Wirkung von Radon-Luft-Bädern bewiesen [1, 17], wo nur dieser Mechanismus wirksam sein konnte. Nebenbei führte das zur Rehabilitation der Radon-Luft-Bäder, dem Zwillingsbruder der Radon-Wannen-Bäder, die nach den alten Vorstellungen über die physikalische Wirkung der Radonapplikation unbegründet diskreditiert und vergessen wurden [2, 27].

Untersuchungen des Radons und seiner FP in Organen und Geweben bis hin zum subzellulären Niveau in der Zeitfunktion sowie die Berechnung der absorbierten Energie der α-, β- und γ-Strahlen unter Berücksichtigung ihrer biologischen Wirksamkeit [4, 9, 11] (die β-, γ- und von außen wirksame Bestrahlung der Gewebe bei Radonbädern ist unbedeutend, sie liegt nicht über 2% der Dosis der α-Strahlung) deckten deutliche Ungleichmäßigkeiten der räumlichen und zeitlichen Verteilung auf. Es zeigte sich, daß allein 83% der gesamten vom Organismus absorbierten Strahlenenergie (100% der auf die Haut gerichteten Strahlung des aktiven Belags und 57% der Strahlung von den im Organismus zerfallenden Radonatomen und deren FP) auf der im Badewasser eintauchenden Haut absorbiert werden. Die Hautmasse (ohne Unterhautfettgewebe) beträgt dabei nur ca. 2,5% der des menschlichen Körpers. Die Fettgewebe des Körpers absorbieren weitere 9% der Strahlenenergie (16% der Körpermasse). Die restlichen 8% entfallen auf die anderen Gewebe (81,5% der Körpermasse). Die Bestrahlung dieser Gruppe von Organen und Geweben ist vernachlässigbar gering mit Ausnahme der Nieren, da dort das schon erwähnte Sekundärdepot der FP entsteht. Ähnliche Ergebnisse sind auch bei der Untersuchung der Adsorption anderer Inhaltsstoffe des Badewassers bzw. von Heilschlämmen — CO_2, J, Br, Fe, B, H_2S — erhalten worden.

Die nachstehende Übersicht zeigt die Verteilungskoeffizienten η der absorbierten Dosis zur Berechnung von Strahlenbelastungen der Organe und Gewebe bei den Radonbäderapplikationen.

η ist dabei definiert als das Verhältnis der Einzelorgandosis H_{Ti} zur mittleren, über den gesamten Organismus gleichmäßig verteilten Äquivalentdosis H_m. Die Größe η ist dimensionslos und drückt die Ungleichmäßigkeit der Verteilung des Radons und seiner im Organismus entstandenen FP (η_1) bzw. der aus dem Medium adsorbierten FP (η_2)

und damit auch der daraus entstehenden Strahlendosen in den einzelnen Organen und Geweben des Organismus in Abhängigkeit vom Inkorporationspfad aus. η wurde für ca. 30 verschiedene Organe und Gewebe für alle üblichen Radonapplikationen experimentell bestimmt [11].

Organ, Gewebe	η_1	η_2	Organ, Gewebe	η_1	η_2
Haut, im Durchschnitt	24/S	41/S	Blut	0,24	—
Haut, Epidermis	(12—24)/S	(140—2100)/S	Nebenniere	0,22	—
Haut, Corium	24/S	(0—140)/S	Schilddrüse	0,22	—
Niere, im Durchschnitt	2,6	—	Muskel	0,17	—
Niere, Rinde	3,3	—	Gebärmutter	0,15	—
Niere, Kern	1,2	—	Eierstock	0,14	—
Bauchfett	1,5	—	Milz	0,13	—
Unterhautfett	1,4	—	Herz	0,13	—
Hoden	0,73	—	Augenapfel	0,05	—
Dünndarm	0,66	—	Sehnerv	0,05	—
Leber	0,56	—	Hypophyse	0,036	—
Speicheldrüse	0,54	—	Hypotalamus	0,036	—
12-Fingerdarm	0,39	—	Rückenmark	0,036	—
Lungen	0,29	—	Gehirn	0,022	—
Magen	0,27	—	Gehirnrinde	0,022	—
Dickdarm	0,27	—	Knochenmark	0,020	—
Obere Atemwege	0,25	—	Skelett	0,020	—
			Rest, Durchschnitt	0,13	—
			Organismus im Durchschnitt, H_m	1,0	1,0

Die Parameter der Radonapplikation beeinflussen gesetzmäßig die Bestrahlung der Organismus. Diese Strahlendosis ist der Aktivitätskonzentration des Radons und seiner FP im Badewasser (C/in kBq/l) der Applikationsdauer (t/min) und der Anzahl der Applikationen pro Kur (n) proportional. Sie ist in definierter Weise von der Größe der vom Wasser benetzten Hautoberfläche (S/in m²) abhängig, sie vermindert sich mit der Erhöhung der Wassertemperatur (t°/in °C) sowie auch mit der Steigerung des Gehaltes an Kohlendioxid und anderen sich spontan ausscheidenden Gasen im Wasser. Die Strahlendosis wächst wesentlich auch bei nur mäßigen Bewegungen von Körper oder Wasser relativ zueinander. Auf Grund dieser Gesetzmäßigkeiten kann man eine mittlere auf den Gesamtorganismus bezogene Äquivalentdosis H_m berechnen, die aus den Termen H_1 für die „innere" (penetriertes Radon und entstehende FP und H_2 für die „äußere" (auf der Oberfläche, z. B. Haut, aus dem Wasser absorbierte FP) Bestrahlung besteht und als Ausgangswert zur Berechnung der Äquivalentdosis H_T (in µSv) für bestimmte einzelne Organe und Gewebe dienen kann:

$$H_m = H_1 + H_2 = 0{,}038\,\frac{S}{P}\cdot C\cdot t\cdot n[1 - 0{,}055(t^0 - 37)] + 0{,}053\cdot S\cdot G\cdot C\cdot t\cdot n$$

wobei P das relative Gewicht des Patienten (reales Gewicht in kg dividiert durch 70) und G den relativen FP-Gehalt des Wassers (reale Anzahl FP-Atome/l dividiert durch deren Anzahl im völligen Gleichgewicht mit Radon/l; gewöhnlich liegt dieser Wert bei 0,7) darstellt. Zur Berechnung der von den einzelnen Organen und Geweben absorbierten mittleren Äquivalentdosis H_T multipliziert man die Anteile H_1 und H_2 mit den Koeffizienten η_1 und η_2 aus der Tabelle

$$H_T = \eta_1 H_1 + \eta_2 H_2$$

wobei der letzte Term bei Wannenbädern wegen $\eta = 0$ meist wegfällt.

Der zeitliche Verlauf der Dosisleistung zeigt das Vorhandensein eines kräftigen Peaks während und kurz nach der Badeapplikation. Dieser Impuls ist in der Haut bei einem Radongehalt von 1,5 kBq/l im Badewasser bei t = 15 min ca. 1000mal höher als das mittlere Niveau der von der natürlichen Umgebungsstrahlung verursachten

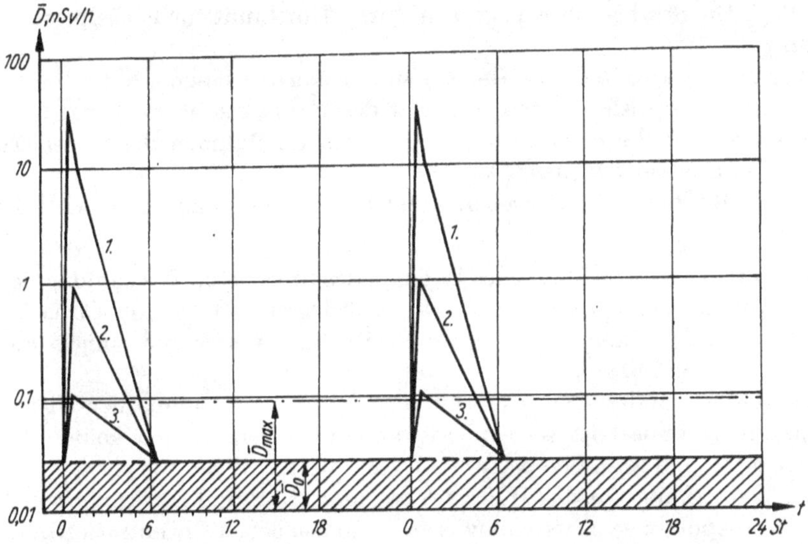

Abb. 1. Zeitlicher Verlauf der Dosierung $\bar{D}$ (in nSv/h) im menschlichen Organismus während und nach einem Radonbad (Radongehalt des Wassers C = 1,5 kBq/l, Badedauer t = 15 min, Wassertemperatur t° = 37 °C, 2 Applikationen in 24 h Abstand)

Kurve 1: $\bar{D}$ in der Haut (max. 31 nSv/s)

Kurve 2: $\bar{D}$ in den Nieren (max. 1 nSv/s)

Kurve 3: $\bar{D}$ in Blut, Gonaden, Lungen, Magen, Muskeln u. a. Organen (Überschreitung der mittleren natürlichen Dosisleistung $\bar{D}_0$ um ca. den Faktor 3)

$\bar{D}_0$: mittlere natürliche Dosisleistung (schraffiert) ca. 0,03 nSv/s $\triangleq$ 1 mSv/a

$\bar{D}_{max}$: Amplitude der Schwankung der natürlichen Dosisleistung im Bereich begrenzter Regionen, in denen sich der Patient aufhält (ca. 3 $\bar{D}_0$)

Dosisleistung (ca. 31 nSv/s gegenüber 0,03 nSv/s). Die mittlere Hautdosis H_H selbst weist einen relativ niedrigen Wert von 0,09 mSv pro Applikation auf. Allerdings sind die Dosen/Volumenelement der einzelnen Hautschichten sehr inhomogen und unterscheiden sich ganz wesentlich voneinander [7, 11, 12].

Mit den o. a. Dosisschätzungen lassen sich Aussagen über die Höhe des Risikos einer gesundheitlichen Schädigung, die von dieser ionisierenden Strahlung ausgeht, machen.

Berechnet man nach ICRP 26 [25] über alle risikorelevanten Gewebe bzw. Organe einschließlich jener, deren Krebsrisiko nicht näher spezifiziert wurde und deren Gewichtsfaktor w_T mit insgesamt 0,30 angegeben wurde, die effektive Äquivalentdosis H_{eff}, entsteht ein etwa um den Faktor 2—3 niedriger liegender Wert als der bei angenommener gleichförmiger Ganzkörperbestrahlung infolge der nicht notwendigen Berücksichtigung der Hautdosis. An einem Beispiel sei das demonstriert: Eine Badekur in Bad Brambach umfaßt gewöhnlich 10 Bäder à 20 min mit 3 kBq/l Rn-Konzentration im Badewasser bei 35 °C. Die mittlere Gesamtkörperdosis H_m beträgt dabei ca. 60 µSv mit etwa gleichen Anteilen aus Radon- und „aktiver Niederschlags"-Dosis. Die effektive Äquivalentdosis über alle risikorelevanten Gewebe und die weiteren 5 am stärksten belasteten Gewebe ($\sum w_T = 0{,}30$) unter Ausschluß der Haut führt zu ca. 25 µSv Belastung bei der Bäderserie. Bei Annahme eines Gesamtrisikos von 10^{-2}/Sv führt das zu einem Krebsrisiko von $2{,}5 \cdot 10^{-7}$. Die Strahlendosis liegt weit unter dem Limit für Einzelpersonen aus der Bevölkerung.

Es ist von Interesse, daß die bei den genannten Verhältnissen auf die Niere und Fettgewebe wirkenden Dosisleistungen während des Peaks nur etwa 30mal höher als die natürlichen sind und die in den übrigen Geweben im Rahmen der Schwankungen der natürlichen Dosisleistung bleiben (Abb. 1).

Die von den Radonbädern ausgehende Strahlenwirkung kann man wie folgt charakterisieren:

1. Während und nach Abschluß eines Radonbades findet eine Bestrahlung des Organismus, besonders seiner Haut, durch die α-Teilchen statt. Seine Dosis ist von der Konzentration des Radons und seiner FP im Badewasser und einigen anderen Bedingungen (s. o.) abhängig.
2. Die Bestrahlung anderer Organe und Gewebe (mit Ausnahme der Nieren und des Unterhautfettgewebes) ist sehr niedrig und hat offensichtlich keinen Einfluß auf die biologische und klinische Antwort des Körpers.
3. Die Strahlenwirkung auf das Hautgewebe (Ionisation und Anregung von Molekülen in der Kernspurzone; Entstehung von wesentlichen Konzentrationen radiogener Radikale und beständiger Produkte der Radiolyse in den Zonen relativ starker Strahlenwirkung, besonders in den reflexgenetischen Hautzonen; Einwirkung radiochemisch bedingter — einschließlich zugewanderter — Stoffe auf die Hautrezeptoren) führt zur Erregung von komplexen Ketten reflektorisch-regulatorischer Mechanismen, die letztlich mit bestimmter Wahrscheinlichkeit die biologischen und therapeutischen Effekte bedingen.

Biologische und klinische Analysen der Anwendung unterschiedlicher Strahlendosen bei gleichen Gruppen von Patienten einschließlich von mit Placebo behandelten Gruppen deckten die nichtlineare Abhängigkeit der Wahrscheinlichkeit bzw. der Qualität eines Heileffektes von der Dosis (oder zumindest den Einzeldosierungen [20], s. Abb. 2) auf. Der reale Kurvenverlauf der Dosis-Effekt-Beziehung liegt nahe der theoretisch vorhergesagten Form, die bei radiobiologischen Untersuchungen erhalten wurde [21].

Die gewonnenen klinischen Erfahrungen legen nahe, einerseits die Aufmerksamkeit stärker auf die durch die ionisierende Strahlung in der Haut hervorgerufenen Prozesse zu lenken und andererseits die optimalen Dosierungen für die Behandlung unterschiedlicher Krankheiten festzustellen. Der letzte Aspekt wird dadurch aktuell, daß heute breite Möglichkeiten für die Anwendung moderner Technik und Technologien zur Verfügung

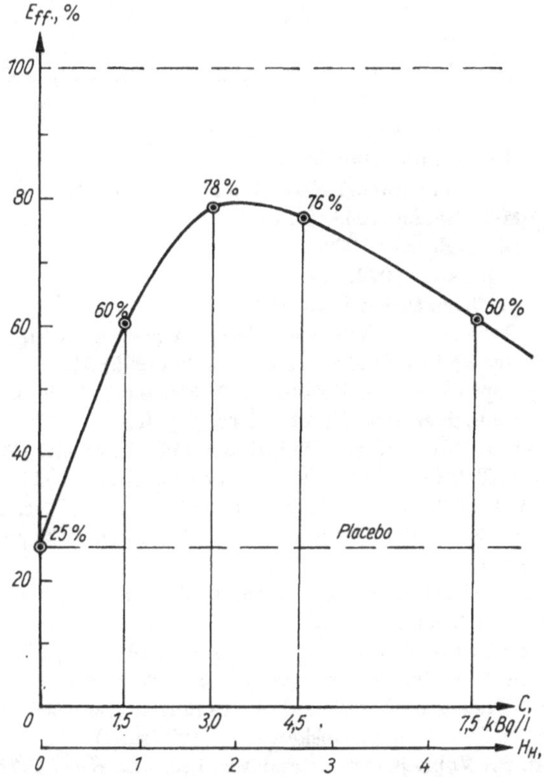

Abb. 2. Dosis-Effekt-Beziehungen bei Patienten mit rezidivierendem Rheumatismus (im Stadium minimaler Prozeßaktivität) unter Radonbädertherapie nach [20]

Applikationsdauer t = 10 min, Anzahl der Bäder n = 15, Badewassertemperatur $t^0 = 36\,°C$, Radonkonzentration: 0; 1,5; 3; 4,5; und 7 kBq/l, Ordinate: % Besserung der Patienten in jeder Gruppe; Abszisse: Radonkonzentrationen C im Badewasser (kBq/l) und resultierende Hautdosis/Kur H_H (mSv)

stehen, die praktisch überall die Realisierung einer Radonbehandlung (bei entsprechender Indikation) mit solchen Dosierungen gestatten, die den maximalen therapeutischen Effekt erzielen. Damit wird man auch unabhängiger von den an nur wenigen Kurorten vorhandenen natürlichen ortsgebundenen Radonheilwässern und deren vorgegebenen Konzentrationen. Die Notwendigkeit und Zweckmäßigkeit einer Anreicherung von Badewasser (einschließlich der Verstärkung natürlicher Radonwässer, die früher bereits praktiziert wurde [33]), mittels künstlich vorbereiteter fester oder flüssiger Radonkonzentrate bis zu dem Gehalt, der eine optimale Behandlung ermöglicht, ergibt sich folgerichtig aus der Umsetzung dieser Erkenntnis in die Praxis. In der Sowjetunion werden seit einer Reihe von Jahren automatisierte Anlagen für die Fertigung solcher Konzentrate hergestellt. Diese Einrichtungen bilden die Grundlage für fast das gesamte, weitverzweigte und umfangreiche radontherapeutische Netz des Landes [16], in dem die Anwendung derart erzeugter Radonbäder zahlenmäßig den aus dem Wasser von Quellen und Bohrungen um ein Mehrfaches überwiegt.

Literatur

[1] Akimotschkina, R. G.: Vopr. Kurortol. Fizioter. Leč. Fiz. Kult. 1987, 1, 53.
[2] Andrejew, S. V.: Med. Radiol. 1961, 6, 29.
[3] Andrejew, S. V. et al.: Med. Radiol. 1966, 5, 44.
[4] Andrejew, S. V.: Med. Radiol. 1966, 8, 55.
[5] Andrejew, S. V., M. M. Tadjikow: Med. Radiol. 1966, 4, 54.
[6] Andrejew, S. V.: Med. Radiol. 1968, 10, 31.
[7] Andrejew, S. V.: Diss., Moskau 1969.
[8] Andrejew, S. V.: Gig. Sanit. 1972, 7, 46.
[9] Andrejew, S. V.: Z. Physiother. **25** (1973) 161.
[10] Andrejew, S. V.: Arbeiten des Zentralen Forschungsinstituts für Kurortwissenschaft und Physiotherapie (Trudy ZNIIKiF) Moskau (russ.). **29** (1975) 51.
[11] Andrejew, S. V.: Vopr. Kurortol. Fizioter. Leč. Fiz. Kult. 1976, 5, 71.
[12] Andrejew, S. V.: Vopr. Kurortol. Fizioter. Leč. Fiz. Kult. 1977, 1, 75.
[13] Andrejew, S. V. et al.: Vopr. Kurortol. Fizioter. Leč. Fiz. Kult. 1984, 6, 35.
[14] Andrejew, S. V., A. T. Tarassenko: Vopr. Kurortol. Fizioter. Leč. Fiz. Kult. 1985, 1, 49.
[15] Baranow, W. I., A. P. Novitzkaja: Vopr. Kurortol. Fizioter. Leč. Fiz. Kult. 1939, 6, 9.
[16] Bogoljubow, W. M., S. V. Andrejew u. K. M. Rjasanzew: Z. phys. Med. Balneol. med. Klimatol. **13** (1984) SH. 1, 40—43.
[17] Bykow, A. A. et al.: Allunionssymposium für Radontherapie, Khmelnik 24.—25. 4. 1980. Moskau 1980, S. 69—71 (russ.).
[18] Chudotjoply, A. S.: Trudy ZNIIKiF Moskau (russ.). **14** (1969) 93.
[19] Deetjen, P.: Z. angew. Bäder- u. Klimaheilkd. **26** (1979) 332.
[20] Davydowa, O. B.: Thesen d. Vorträge d. 4. Tagung d. Gesellsch. Physiotherapie u. Kurortologie d. RSFSR i. Swerdlowsk. Moskau 1984, 102 (russ.).
[21] Dobratschow, Ju. P.: Vopr. Kurortol. Fizioter. Leč. Fiz. Kult. 1973, 1, 48.
[22] Fresenius, L., W. Dick: Balneologe **2** (1935) 529.
[23] Gussarow, I. I. et al.: Trudy ZNIIKiF Moskau (russ.). **25** (1973) 29.
[24] Happel, P.: Klinisches Lehrbuch der physikalischen Therapie. Hrsg. J. Grober. 2. verb. Aufl. G. Fischer, Jena 1950, S. 302.
[25] ICRP: Recommendations of the ICRP. ICRP Publikation 26. Pergamon Press, Oxford 1977.
[26] Janitzky, A.: Balneologe **2** (1935) 117.
[27] Lang, G.: Strahlentherapie **52** (1935) 187.
[28] Markl, J.: Strahlentherapie **49** (1934) 92.
[29] Malyschew, I. W., D. A. Prozenko: In: Fragen der Radontherapie (russ.). Barnaul 1966, 270.
[30] McClellan, W. S., C. R. Comstock: Arch. Phys. Med. Rehabil. **30** (1949) 29.
[31] Ogilwi, A. N., E. S. Šepotjewa: Kurortol. u. Physiother. (russ.) 1935, 4, 48.
[32] Olefirenko, V. T., A. A. Puschkarjowa: Vopr. Kurortol. Fizioter. Leč. Fiz. Kult. 1975, 3, 209.
[33] Peterson, F. W.: Brambacher Radiumkuren. Bad Brambach 1928.
[34] Šepotjewa, E. S.: Med. Radiol. 1957, 3, 62.
[35] Šepotjewa, E. S.: Arbeiten des Instituts für Radiumforschung (russ.). **5** (1957) 2, 61.
[36] Šepotjewa, E. S., S. N. Ardaschnikow: In: Grundlagen der Kurortologie (russ.). Bd. 2. Moskau 1959, 236.

Anschrift der Verfasser:
Doz. Dr. rer. nat. S. V. Andrejew
Zentrales Wissenschaftliches Forschungsinstitut für Kurortologie und Physiotherapie Moskau
Kalinin Prospekt 50, 121099 Moskau/UdSSR
Dipl.-Chem. D. Tauchert
Staatsbäder Bad Brambach-Bad Elster
Bad Elster, DDR — 9933

ZUR STRAHLENBELASTUNG DER PATIENTEN BEI EINER RADONKUR IN BAD BRAMBACH

D. TAUCHERT und S. V. ANDREJEW

Seit 75 Jahren wird das Wasser einiger Brambacher Quellen zur Balneotherapie verschiedener, heute vorwiegend rheumatischer und Herz-Kreislauf-Erkrankungen verwendet. Hauptinhaltsstoffe dieser Wässer sind Mineralsalze bis zu 2 g/l, CO_2 und Radon-222. Die Applikation des radonhaltigen Wassers bedingt eine Strahlenbelastung bei den Patienten, die gewollt ist und Heileffekte hervorrufen soll. Bei der Frage nach dem Nutzen dieser Behandlung stößt man immer wieder auf das damit verbundene Strahlenrisiko. Zur Beantwortung dieser Frage sind Angaben über die Strahlendosis erforderlich. Sie werden hier unter dem Blickwinkel des Strahlenschutzes als Äquivalentdosen berechnet.

Seit über 30 Jahren ist die Anwendung der Quellwässer in Bad Brambach auf die Trink- und Badekur beschränkt. Im Gegensatz zu früheren Jahren werden jetzt weder Versandwässer für Haustrinkkuren abgefüllt noch Inhalationen radonhaltiger Luft verordnet. Dennoch ist eine Inhalation von Radon und seinen kurzlebigen Folgeprodukten (im folgenden mit kFP bezeichnet) nicht zu vermeiden und muß in die Bilanz mit einbezogen werden. Demzufolge sind 3 verschiedene Belastungspfade zu beachten:

1. Die Ingestion des Radons,
2. die perkutane Resorption des Radons und Adsorption von kFP und
3. die (begleitende) Inhalation von kFP.

Die Gesamtdosis setzt sich als Summe aus den Anteilen der Einzelbelastungen zusammen, wobei nur der α-Strahlenkomponente des Radons und seiner kFP dosimetrische Bedeutung beizumessen ist.

Die Trinkkur

Das Regime bei der Brambacher Trinkkur hat sich empirisch entwickelt und ist in den letzten Jahrzehnten im wesentlichen unverändert geblieben, wobei indikationsbedingte Differenzen bei der Verordnung charakteristisch sind (s. Tab. 1).

Bei der Festlegung der Radonzufuhr beim Trinken wird die vollständige Aufnahme der im bergfrischen Quellwasser enthaltenen Rn-Aktivität in den Magen angenommen. Das ist nicht ganz exakt, da sowohl durch das Abfüllen der Trinkgläser am Zapfhahn als weiterhin beim Trinken und Schlucken eine nicht unbeträchtliche Entgasung des Quellwassers erfolgt [8]. Die Entgasung betrifft zunächst das in Konzentrationen bis zu 2500 mg/l teilweise übersättigt im Wasser gelöste CO_2, das sich infolge auftretender Druckdifferenzen, Turbulenzen und einsetzendes Erwärmung partiell entbindet. Die hierbei auftretenden CO_2-Bläschen beschleunigen die Dynamik des Radonübertritts aus der wäßrigen in die Gasphase. Die Radonverluste können auf mindestens 20% geschätzt werden. Sie finden jedoch in der Rechnung keine Berücksichtigung.

Tabelle 1

Radonzufuhr bei Trinkkur

Quellenname	Aktivitäts-konzentration des Quellwassers	tägliche Trinkmenge	Verordnungsweise	Radonintake pro Kur (= 26 Tage)
	kBq/l	l		kBq
Schiller	3,7	0,25	nüchtern alle Patienten	24
Radon	27	0,25	nach dem Essen Herz-Kreislauf-Patienten	175
		2 × 0,25	nach dem Essen Rheumatiker	351
		Gesamt:	HK-Patienten	200
			Rheumapatienten	375

Die aus einer Radoningestion hervorgehenden Strahlendosen wurden von verschiedenen Autoren untersucht. Dabei wurde die Dosis des am stärksten belasteten, früher kritischen Organs Magen, weiterer Organe bzw. des Gesamtkörpers bestimmt. Infolge unterschiedlicher Versuchsanordnungen und Modelle differieren die gefundenen und hier unter Berücksichtigung eines Qualitätsfaktors $QF_\alpha = 20$ für α-Strahlung auf SI-Einheiten umgerechneten (außer [19]) Dosiskonversionsfaktoren K_D um über eine Größenordnung. Unter Zugrundelegung der während einer Brambacher Kur ingestierten Radonaktivität von 375 kBq wurden die daraus resultierenden Magen- bzw. Gesamtkörperdosen gegenübergestellt (Tab. 2).

Bei sonst relativer Einheitlichkeit der Dosiskonversionsfaktoren fallen die niedrigen nach [2] auf, die aus einer Vielzahl von Tierexperimenten mit anschließenden Einzelorganuntersuchungen gewonnen wurden. Bei der Dosisberechnung wurde hier die be-

Tabelle 2

Vergleich von Trinkkurdosen H (s. Text)

	Magen (nüchtern – gefüllt)		Gesamtkörper	
	K_D nSv/Bq	H_{375} mSv	K_D nSv/Bq	H_{375} mSv
v. DÖBELN/LINDELL [6]	108	40,5	1,08	0,4
HURSH et al. [8]	119–111	44–41	0,60¹)	0,225
SUOMELA/KAHLOS [7]	205–129	77–48		
ANDREJEW [2]	8,9–11,7	3,3–4,4	0,54–0,68	0,20–0,25
ANDERSSON/NIELSSON [1]			3,8	1,4

¹) Nach Angaben von HURSH et al. berechnet mit Gesamtmasse Körper (außer Fett) = 58,28 kg, darunter Magenmasse (leer) = 0,18 kg

trächtliche, aber für die Bilanz unwichtige Strahlenabsorption der Magenschleimhaut ausgeklammert. Darüber hinaus wurde eine stärkere Belastung der den Magen umgebenden Gewebe und Organe festgestellt, die auf eine breitere Verteilung des Radons hinweist. Das bedingt offenbar die niedrigen Konversionsfaktoren für die Magendosis. Weiterhin führt bei gefülltem Magen die retardierte Abgabe des Radons aus dem Chymus zu einer verlängerten Resorptionszeit und damit erhöhten Strahlenbelastung der Magenwand. Das drückt sich im oberen Konversionsfaktor aus.

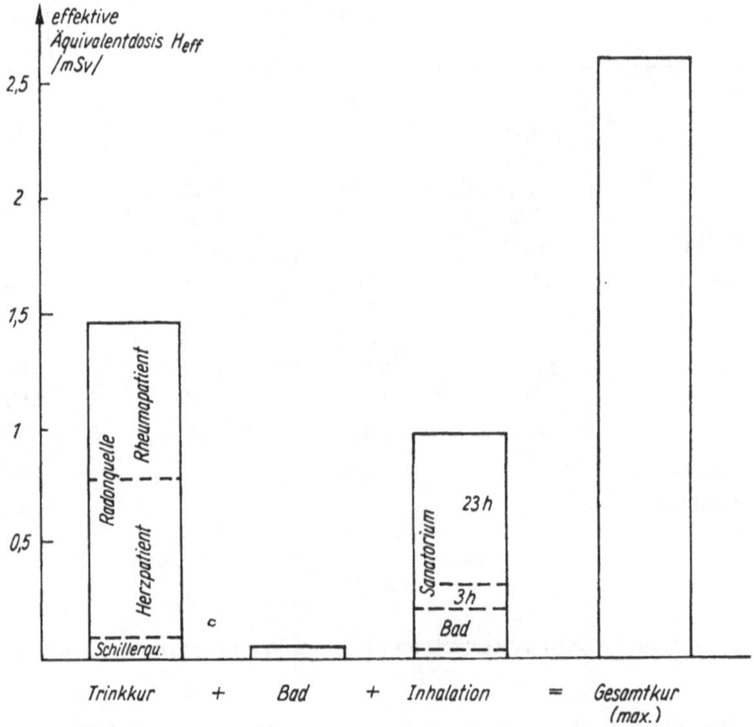

Abb. 1. Effektive Äquivalentdosen H_{eff} bei einer Kur in Bad Brambach. Die Gesamtdosis ergibt sich additiv aus den Anteilen der einzelnen Applikationsformen bzw. Belastungsphase

Angaben über Strahlenbelastung einzelner Körperorgane, die für eine Berechnung von effektiven Äquivalentdosen nach dem Konzept des gewichteten Risikos verwendet werden können, liegen bei [9] und [2] vor. Nach Hursh et al. ergibt sich eine effektive Äquivalentdosis für den Gesamtkörper von rund 3 mSv, wovon allein 2,64 mSv auf den Magen entfallen.

Unter Verwendung der Angaben bei Andrejew zeigt die Tabelle 3 die Dosisverteilung in den risikorelevanten Geweben bzw. Organen für eine Radontrinkkur in Bad Brambach bei einer Aktivitätszufuhr von 375 kBq auf gefüllten Magen, die zu einer Gesamtkörperdosis von 0,26 mSv führt. Dabei zeigt sich die erhöhte Belastung im Abdomenbereich, die durch Strömung und Diffusion des Radons in dieser Körperregion erklärbar ist. Zufolge der Verordnungsweise und der beträchtlichen Aktivitätskonzentration gegenüber der Schillerquelle trägt die Radonquelle in entscheidendem Maß zur Radonzufuhr und damit Trinkkurdosis bei.

Tabelle 3

Effektive Äquivalentdosen H_{eff} bei der Trinkkur in Bad Brambach (nach [2])

$\eta = \frac{\text{Organdosis}}{\text{Gesamtkörperdosis}} =$ organspezifischer Faktor, der die Ungleichmäßigkeit der Dosisverteilung im Körper ausdrückt, s. [2]

$QF_\alpha = 20$

Organ	Verteilungs-koeffizient	Organdosis H_T [μSv]	Wichtungs-faktor w_T	effektive Äquivalentdosis H_{eff} [μSv]
Keimdrüsen	1	252	0,25	64
Brustdrüsen	0,68	172	0,15	26
rotes Knochenmark	0,07	18	0,12	2
Lunge	1,7	428	0,12	52
Schilddrüse	0,23	58	0,03	2
Knochenoberfläche	0,06	16	0,03	2
Mesenterium/Omentum	30	7560	0,06	454
Magen	17,2	4334	0,06	260
Duodenum	14,3	3604	0,06	216
Niere	12,1	3050	0,06	184
Milz	13,6	3428	0,06	206
(Leber	4,8	1210	0,06	72)
Gesamtkörper (375 kBq)				1468
Gesamtkörper (200 kBq)				782

Badekur

Das Baderegime in den 3 Badeabteilungen ähnelt sich und kann wie folgt charakterisiert werden:

1. Für ein Wannenbad wird Mischwasser der Oberen und Unteren Grenzquelle im Verhältnis 1 : 1 genutzt.
2. Es folgt eine Erwärmung des Mischwassers in der Wanne von etwa 10 °C auf T = 33 bis 35 °C.
3. Die Radonaktivitätskonzentration C beträgt im badefertigen Wasser ca. 3 kBq/l.
4. Die Badedauer t beträgt maximal 20 Minuten.
5. Die Anzahl n der Bäder/Kur liegt bei 10.

Zur Bestimmung der Gesamtkörper-Äquivalentdosis H_{GK} wird folgende Formel (s. [3]) benutzt:

$$H_{GK} = 0{,}076\,\frac{S}{P}\cdot C\cdot t\cdot n[1 - 0{,}055(T - 37)] + 0{,}106\cdot S\cdot G\cdot C\cdot t\cdot n$$

mit benetzter Körperoberfläche S $= 1{,}3\ m^2$
relativem Körpergewicht P $= 1$
Gleichgewicht G zwischen Rn und kFP im Badewasser $= 0{,}7$ [13]
$QF_\alpha = 20.$

Daraus ergibt sich eine Gesamtkörper-Äquivalentdosis von 123 μSv, die sich aus 2 Anteilen zusammensetzt. Im Badewasser enthaltenes Radon migriert von außen durch die Haut in den Organismus hinein und führt zu einem von ihm und seinem im Körper entstandenen kFP verursachten unterschiedlichen Strahlendosis H_T aller Körperorgane und -gewebe. Dieser Anteil beträgt im genannten Fall 65 μSv. Die Haut selbst adsorbiert infolge des innigen Kontaktes mit dem Badewasser darin enthaltene kFP. Es entsteht der sogenannte aktive Niederschlag, der zum 2. Dosisanteil, hier

Tabelle 4

Effektive Äquivalentdosen H_{eff} bei der Badekur in Bad Brambach (nach [3])

$\eta = \frac{\text{Organdosis}}{\text{Gesamtkörperdosis}} =$ organspezifischer Faktor, der die Ungleichmäßigkeit der Dosisverteilung im Körper ausdrückt, s. [3]

$QF_\alpha = 20$, Wichtungsfaktoren w_T gem. [10] (s. Tab. 3)

Organ	Verteilungs-koeffizient	Organdosis H_T [μSv]	effektive Äquivalentdosis H_{eff} [μSv]
Gonaden	0,73	48	12
Brustdrüsen	1,4	91	14
rotes Knochenmark	0,02	1,4	0,2
Lunge	0,29	19	2,3
Schilddrüsen	0,22	14,4	0,5
Knochenoberfläche	0,02	1,4	0,1
Niere	2,6	170	10,2
Mesenterium/Omentum	1,5	98	6
Dünndarm	0,66	43	2,6
Pankreas	0,54	36	2,2
Leber	0,56	37	2,2
Haut, gesamt		3942	
davon durch			
aufgenommenes Rn und KFP		1564	
aktiven Niederschlag		2378	
Gesamtkörper			52,3

58 μSv, führt, der nur die Haut, aber dabei auch die tieferliegenden Schichten belastet. Die von beiden Termen herrührende Hautdosis kann bis zu ca. 80% der Gesamtkörperdosis ausmachen. Jedoch spielt die Haut bei der Berechnung der effektiven Äquivalentdosis keine Rolle und kann gem. [10] vernachlässigt werden. Demzufolge ist die mit den nach der Haut am stärksten belasteten Organen berechnete effektive Äquivalentdosis vergleichsweise sehr gering (Tab. 4).

Abschätzungen von Strahlendosen bei einer Badekur findet man selten. In Bad Gastein wurden solche Bestimmungen vorgenommen [15]. Bei einer nicht unproblematischen Übertragung und Umrechnung auf die vorgenannten Brambacher Verhältnisse würde man danach eine effektive Äquivalentdosis von ca. 111 μSv für die Badekur finden. Dieses Ergebnis liegt zwar um den Faktor 2 höher als in Tabelle 4, es ist darin aber die inhalative Belastung eingeschlossen, die hier weiter unten bewertet wird.

Die gleichzeitige Anwesenheit von Fremdgas (in Bad Brambach CO_2) in hohem Massenüberschuß gegenüber Radon, führt bei genauer Betrachtung zu einer merklichen Veränderung der Dosisverhältnisse. Einerseits entstehen auf der Hautoberfläche des im Bad befindlichen Patienten eine Vielzahl kleiner Gasbläschen. Die von den Bläschen bedeckte Haut ist von der Benetzung mit Wasser ausgeschlossen und kann keine kFP aus dem Bademedium adsorbieren. Andererseits bewirkt das CO_2 eine Verstärkung der Blutzirkulation in den Hautkapillaren durch die auftretende Gefäßdilatation. Damit wird das Radondepot in die Haut infolge der beschleunigten Blutzirkulation nicht ausgeprägt aufgebaut. Vielmehr wird der Transport des Radon aus der Haut in die Lungen intensiviert und damit auch die biologische Halbwertzeit des Radons, also auch die Wahrscheinlichkeit des Zerfalls von Radonatomen im Körper, herabgesetzt. Durch diese Vorgänge vermindert sich die Strahlendosis eines CO_2-Rn-Bades im Vergleich zu einem einfachen Radonbad bei gleichen Aktivitätskonzentrationen beträchtlich [5]. Für Bad Brambacher Verhältnisse (1,2 g CO_2/l) sinkt die Dosis auf ca. 1/3. Das führt zu einer sehr geringen effektiven Äquivalentdosis von nur ca. 20 μSv/Kur. Die Dosisabschätzung im Bad gilt allerdings nur für einen relativ ruhig in der Wanne liegenden Patienten. Werden leichte Bewegungen, die zum Ablösen der Bläschen führen, gemacht, wird einerseits im Durchschnitt die vom Wasser benetzte Hautoberfläche vergrößert und kann aus dem Bademedium kFP adsorbieren, andererseits wird der hautnahe Wasserraum besser durchströmt und damit ein ständiger Konzentrationsausgleich der kFP im Wasser, die in unmittelbarer Hautnähe angereichert sind, gewährleistet. Beide gleichsinnigen Vorgänge legen den Gedanken nahe, daß eine Relativbewegung im Bad eine Dosiserhöhung bewirkt. Dementsprechende Untersuchungen, die hier durchgeführt wurden, belegen, daß leichte Bewegungen die Dosis auf der Haut um ca. das $2^1/_2$fache erhöhen können.

Auch Temperaturänderungen wirken modifizierend auf die Dosis. Eine höhere Temperatur führt insgesamt zu einer ebenfalls geringeren Strahlenbelastung infolge der beschleunigten Radoneliminierung aus dem Körper [4]. Die geringen Temperaturdifferenzen von 2 °C zwischen Minimal- und Maximaltemperatur können hier aber vernachlässigt werden.

Inhalationen

Die gezielte Inhalation von Radon, die füher nach dem Abtrennen von CO_2 aus dem Quellgas in einem Rauminhalatorium vorgenommen wurde, gehört heute nicht mehr zum therapeutischen Arsenal. Aber während des Verweilens in den Quellhallen beim Trinken und in den Kabinen beim Baden erfolgt natürlicherweise eine zwar ungewollte, aber auch unumgängliche Inhalation von Radon und seinen kFP. Ebenso trifft das auf den Aufenthalt im Sanatorium während der Behandlung oder in Klub- und Patientenzimmern zu. Die in 2 Sanatorien sich befindlichen Badeabteilungen verursachen trotz intakter Entlüftungsanlage über Treppenaufgänge und Fahrstuhlschächte eine Kontamination der Luft in Gängen, Etagen und Zimmern. Allerdings ist dabei noch zu prüfen, welcher Anteil auf die Freisetzung von Radon aus Trinkwasser und Baumaterial zurückzuführen ist. Bei diesem Expositionspfad tragen nur die kFP zu einer wesentlichen Strahlenbelastung bei, nicht das Radon selbst [12].

Die Verhältnisse sind für 2 Fälle näher untersucht worden (Tab. 5). Allerdings wurden für eine konservative Abschätzung einseitige Bedingungen ausgewählt: Kalte Jahreszeit (wenig natürliche Lüftung), Abschaltung von 1/3 der üblichen Lüfterleistung, Vormittagsstunden (Badezeit, hohe Badefrequenz). Für Patient A wird ein ständiger Aufenthalt im Sanatorium angenommen, während Patient B in einem Außenhaus untergebracht ist und nur zu Mahlzeiten und Behandlungen im Sanatorium erscheint. Die

Tabelle 5

Inhalative Belastung mit kurzlebigen Radonfolgeprodukten bei einer Kur in Bad Brambach (nach [10]) mit 27 Tagen Aufenthaltsdauer

Aufenthaltsort	tägliche Aufenthaltszeit [h]	potentielle Alphaenergiekonzentration [MeV/cm³]	inhalative Belastung [10^6 MeV $\times$ h m^{-3}]	effektive Äquivalentsdosis/Kur [mSv]
Trinkhallen	0,5	6,6	3,3	0,04
Badekabine	0,5	23,6	13,5	0,17
Sanatorium				
Patient A	23	2,6	59,8	0,77
Patient B	3	2,6	7,8	0,10
Gesamt				
Patient A			76,6	0,98
Patient B			24,6	0,31

der Berechnung zugrunde liegenden Messungen der potentiellen α-Energie E_α schwanken an einem Meßort trotz der vorgenommenen Einschränkungen um ca. eine Größenordnung. Die vorgestellten Ergebnisse sind daher nur mit Vorsicht zu interpretieren und ergänzungsbedürftig. Sie zeigen aber eine wichtige Erkenntnis: Auffallend ist die starke inhalative Belastung, die nicht etwa durch die Radonprozedur zustande kommt, sondern mit dem langzeitigen Aufenthalt in den Sanatorien zusammenhängt.

Vergleich der Applikationsarten und Schlußfolgerungen

In der Abbildung 1 sind alle Dosisbeiträge, die aus den einzelnen Verordnungsweisen des radonhaltigen Wassers herrühren, zusammengefaßt und unter Einschluß der inhalativen Belastung in den Sanatoriumsräumen, die nicht balneotherapeutisches Ziel ist, gegenübergestellt. Dabei zeigt sich, daß die Trinkkurdosis am höchsten ist und mindestens 60% der Gesamtbelastung einer Kur ausmacht. Verhältnismäßig gering nimmt sich die Dosis bei der Badekur aus, bedingt durch die relative Strahlenempfindlichkeit der Haut, die den Hauptanteil der Dosis sozusagen abfängt und die kFP nicht dosiswirksam werden läßt. Dennoch spielt die Haut eine offensichtlich überragende Rolle bei der Übermittlung der aus der Umwelt kommenden Strahlenreize auf den Organismus [3]. Der zweite wesentliche Beitrag zur Gesamtäquivalentdosis wird durch die Inhalation der kFP geliefert, wobei auch die Belastung außerhalb der balneotherapeutischen Applikationen einbezogen ist.

Insgesamt ergibt sich für die komplexe Radonkur in Bad Brambach eine auf den Gesamtkörper bezogene effektive Äquivalentdosis von ca. 2,5 mSv. Dieser Wert kann für eine Risikobetrachtung, wie sie zur Rechtfertigung von Strahlenanwendungen notwendig ist, verwendet werden. Es ist eine grobe, sehr wahrscheinlich zu hohe Schätzung, wenn man die Zahl der seit 1912 in Bad Brambach weilenden Kurpatienten mit 400000 beziffert (auf 4-Wochenkuren berechnet). Legt man bei allen eine Strahlenbelastung von 2,5 mSv zugrunde, entsteht daraus bis heute eine Kollektiväquivalentdosis von 1000 Mann-Sievert. Bei einem angenommenen strahleninduzierten Krebsrisiko von 10^{-2}/Sv [10] würde das zu 10 Fällen geführt haben oder noch führen. Das entspräche einem Krebsrisiko von $2{,}5 \times 10^{-5}$ für eine Radonkur. Das ist extrem gering und liegt beispielsweise um den Faktor 100 unter der Wahrscheinlichkeit, tödlich vom Blitz getroffen zu werden. Dabei gründet sich dieses Krebsrisiko bei derart kleinen Dosen auf eine lineare Interpolation des Zusammenhangs zwischen wesentlich höheren Strahlendosen und Krebsinzidenz. Heute werden bei kleinen Dosen auch gegenläufige Wirkungen diskutiert [7, 14, 16, 18]. Eindeutig ist im Moment nur, daß es im niedrigen Dosisbereich zu viele Unsicherheiten gibt.

Es dürfte demnach und trotz aller gebotenen Vorsicht zum Ausdruck gebracht werden, daß eine Radonkur in Bad Brambach kein beachtenswertes Strahlenrisiko in sich birgt. Die Kur ist ein Komplex verschiedener Behandlungsmaßnahmen. Ein Teil davon besteht hier in der Applikation des Mineralwassers, das neben anderen Bestandteilen (zufällig) auch Radon enthält, die im Verein mit einer Vielzahl weiterer medizinischer und sozialer Faktoren den Gesamteffekt der Kur bewirkt. Er kann in den meisten Fällen als positiv, also nützlich, eingeschätzt werden. Selbst bei Negierung jeglicher Heilwirkung des Radons kann man sagen, daß es zumindest praktisch nicht schadet. Aus der Abwägung zwischen dem vernachlässigbaren Strahlenrisiko und den zweifellosen Nutzungen ergibt sich ohne weiteres die Rechtfertigung der Radonkur in Bad Brambach im Sinne der gegenwärtigen Strahlenschutzphilosophie der ICRP [10].

Da eine medizinische Strahlenexposition vorliegt, fällt sie nicht unter eine Begrenzung der Strahlenbelastung. Auf Grund der vorliegenden Schätzung kann man davon ausgehen, daß der Grenzwert der individuellen Strahlenbelastung von einzelnen Personen aus der Bevölkerung, die legislativ in der DDR mit 5 mSv [20] festgelegt ist, bei den Kurpatienten nicht überschritten wird. Schließlich bleibt festzustellen, daß eine Reduzierung der Strahlenbelastung wie auch eine Erhöhung des therapeutischen Effekts bei einer solchen Kur und damit eine weitere Optimierung möglich sind.

Literatur

[1] Andersson, I. Ö., und I. Nielsson: Assessment of Radioactivity in Man. Proc. Symp. Heidelberg, May 1964, IAEA, Vienna, Vol. **II**, p. 317–26. Exposure Following Ingestion of Water Containing Radon-222.

[2] Andrejew, S. W.: Wopr. Kurortol. 1976; **5**, 71–77. Methodik zur Berechnung der absorbierten Strahlendosis bei der Radontherapie (russ.).

[3] Andrejew, S. W.; B. N. Semjonow und D. Tauchert: Vortrag Radonsymposium Bad Brambach 1987. Publ. in diesen Sitz.-Ber. SAW. Zum Wirkungsmechanismus von Radonbädern auf den Organismus.

[4] Andrejew, S. W., und A. T. Tarasenko: Wopr. Kurortol. 1985; **1**, 49–51. Der Einfluß der Wassertemperatur von Radonbädern auf die Bestrahlung des Patientenorganismus (russ.).

[5] ANDREJEW, S. W.; A. T. TARASENKO und D. TAUCHERT: Wopr. Kurortol. 1984; **6**, 35–38. Die Bestrahlung des Patientenorganismus bei Kohlensäure-Radon-Bädern (russ.).

[6] DÖBELN, W. von, und B. LINDELL: Ark. Fys. 27 (1964), 531–538. Some Aspects of Radon Contamination Following Ingestion.

[7] DOBRATSCHOW, JU. P.: Wopr. Kurortol. 1973; **1**, 48–51. Der Einfluß kleiner Dosen Alphastrahlung auf das Wachstum normaler Fibroblasten in Zellkultur (russ.)

[8] ENDERS, W.: Balneologe **4** (1937), 335–338. Neuartiges Trinkgefäß mit hochgradiger Einschränkung des üblichen Emanationsverlustes.

[9] HURSH, J. B.; D. A. MORKEN; T. P. DAVIS und A. LOVAAS: Health Phys. **11** (1965), 465–76. The Fate of Radon Ingested by Man.

[10] ICRP-26: Recommendations of the International Commission on Radiological Protection. ICRP-Publ. 26, Pergamon-Press 1977.

[11] ICRP-32: Limits for Inhalation of Radon Daugliters by Workers. ICRP-Publ. 32, Pergamon-Press 1981.

[12] JACOBI, W., u. K. EISFELD: GSF-Report S-626, München 1980. Dose to Tissues and Effective Dose Equivalent by Inhalation of Radon-222, Radon-220 and their Short-Lived Daughters.

[13] KOCH, U., und D. TAUCHERT: Z. Physiother. **38** (1986), 387–96. Ermittlung von Radon-Verweilzeiten an natürlichen Bad Brambacher Wässern.

[14] LUCKEY, T. D.: Health Phys. **43** (1982), 771–789. Physiological Benefits from Low Levels of Ionizing Radiation.

[15] POHL, E., u. J. POHL-RÜLING: Ber. nat.-med. Ver. Innsbruck **57** (1969), 95–110. Die Strahlenbelastung der Bevölkerung von Badgastein, Österreich.

[16] POHL-RÜHLING, J.; P. FISCHER u. E. POHL: Z. angew. Bäder- und Klimaheilk. **26** (1979), 437–443. Chromosomenaberrationen nach Inhalation von 222-Radon und seinen Zerfallsprodukten.

[17] SUOMELA, H., u. M. KAHLOS: SFL-Report A 16, Helsinki 1970. Studies an the Elimination Rate and the Radiation Exposure Following Ingestion of Radon-222 Rich Water.

[18] TUSCHL, H.; H. ALTMANN; R. KOVAC; A. TOPALOGLOU; D. EGG u. R. GÜNTHER: Radiat. Res. **81** (1980), 1–9. Effects of Low-Dose Radiation on Repair Processes in Human Lymphocytes.

[19] UNSCEAR: Ionizing Radiation: Sources and Biological Effects. UNO, New York, 1982.

[20] Durchführungsbestimmung zur Verordnung über die Gewährleistung von Atomsicherheit und Strahlenschutz. Gesetzblatt DDR I, Nr. 30, 1984, 348–372.

Anschrift des Verfassers:

Dipl.-Chem. D. TAUCHERT
Leiter des Quellenlabors
der Staatsbäder Bad Brambach — Bad Elster

DIE RADON- UND DEZIMETERWELLENTHERAPIE (DMW) DER PATIENTEN MIT ANKYLOSIERENDER SPONDYLARTHRITIS (SPA)

V. D. GRIGORJEWA und P. G. ZARFIS

Die Therapie der SPA ist mit vielen Fragen verbunden. Die medikamentöse Therapie unterdrückt zwar die entzündliche Prozeßaktivität, löst jedoch bei nicht wenigen Kranken unerwünschte Nebenwirkungen aus, die die Entstehung sekundärer Erkrankungen verursachen können. Die Erarbeitung effektiver, nichtmedikamentöser

Tabelle 1

Verteilung der Kranken in Abhängigkeit von der Form der ankylosierenden Spondylitis bzw. von der Prozeßaktivität

Prozeßaktivität	Form der Erkrankung			
	Patientenzahl	zentrale	stammnahe Gelenkbeteiligung	periphere Gelenkbeteiligung
minimale	60	41	12	7
mittlere	60	26	22	12
insgesamt	120	67	34	19

Behandlungsverfahren gewinnt deshalb sowohl aus medizinischer als auch aus sozialökonomischer Sicht zunehmend an Bedeutung. Deshalb wurden die therapeutischen Effekte von Radonbädern und deren Kombination mit Dezimeterwellenbestrahlung im Bereich der Nebennieren in einer Kooperation zwischen dem Zentralen Forschungsinstitut für Kurortwissenschaft und Physiotherapie in Moskau und dem Forschungsinstitut für Balneologie und Kurortwissenschaft Bad Elster näher untersucht.

Zur Methodik

In die Untersuchungsreihe wurden 120 Patienten (95% Männer) einbezogen, von denen ca. 75% im Alter zwischen 20 und 50 Jahren waren. Die Krankheitsdauer lag zwischen 5 und 20 Jahren. Rund 50% der Kranken wiesen eine Aktivitätsstufe I auf, ebenso viele die Aktivitätsstufe II. Bei 45% der Kranken waren auch Extremitätengelenke mit befallen (s. Tab. 1). Die Kranken mit mittlerem Aktivitätsgrad wiesen stärker ausgeprägte Schmerzen auch in Ruhe aus. Die Schmerzcharakteristik wurde hinsichtlich der Schmerzintensität und -häufigkeit nach einer Punkteskala bewertet. Die Beweglichkeit bzw. der Funktionszustand des Brustkorbes wurde durch Ermittlung der Atemamplitude, des Finger-Boden-Abstandes, des SCHOBERschen Maßes, des STIBORschen Maßes, des Kinn-Brustbein-Abstandes sowie die summarische Einschätzung der Bewegungsfunktion nach KEITEL objektiviert.

Tabelle 2

Behandlungsmethodiken für Patienten mit SPA

Therapiegruppe	Patientenanzahl in Aktivitätsstufe		Behandlungsmethodik
	I	II	
1	18	12	RB-40: 40 nCi/l (1,5 kBq/l), T = 36 °C, t = 15 min, n = 12 KG Massage
2	7	23	RB-40 KG Massage DMW
3	19	11	RB-80: 80 nCi/l (3 kBq/l), T, t und n wie RB-40 KG Massage
4	11	19	RB-80 KG Massage DMW

Abkürzungen:

RB	Radonbad
T	Wassertemperatur
t	Badedauer
n	Anzahl der Bäder; Verordnung an je 2 aufeinanderfolgenden Tagen, danach ein badfreier Tag
KG	Krankengymnastik; Verordnung täglich
Massage	Klassische/Segment-Massage; Verordnung: jeden 2. Tag, insgesamt 10
DMW	Dezimeterwellentherapie; Verordnung: auf den befallenen Wirbelsäulenabschnitt und Nebennierenprojektionen mit 45—50 W Leistung, je 10 min auf jeden Abschnitt, 12 Applikationen in 3—4 h Abstand zu RB

Zu den Befunden

Die Entzündung der Iliosakralgelenke als eines der wichtigsten diagnostischen Kriterien der SPA wurde bei allen Kranken gefunden; eine totale Wirbelsäulenankylosierung bestand bei 17 Kranken (= 14%). Weiterhin wurde registriert: Auftreten bzw. Vorhandensein einer Iridozyklitis, Morgensteifigkeit der Wirbelsäule, Hyperthermie, Exsudationsmerkmale, BSG-Werte, CRP-Werte, IgG, IgA, IgM, Lysozymspiegel, die 11-Oxykortikosteroide (Methode von DE MOOR [2]), Exkretion von Adrenalin und Noradrenalin im Harn (Methode von MATLINA [1]).

Zu den Ergebnissen

Vor der Behandlung lagen die mittleren BSG-Werte, die Hexose-Blutwerte und die CRP-Werte bei geringer Prozeßaktivität niedrig bzw. waren schwach negativ, desgleichen die Adrenalin- bzw. Noradrenalinwerte, dagegen lagen die Ausgangswerte bei der Patientengruppe mit mittlerer Prozeßaktivität in pathologischen Bereichen. Die Kranken wiesen Dysregulationen der Immunsituation auf. Das gesamte Patientengut wurde in Gruppen zu je 30 Patienten unterteilt (s. dazu Tab. 2).

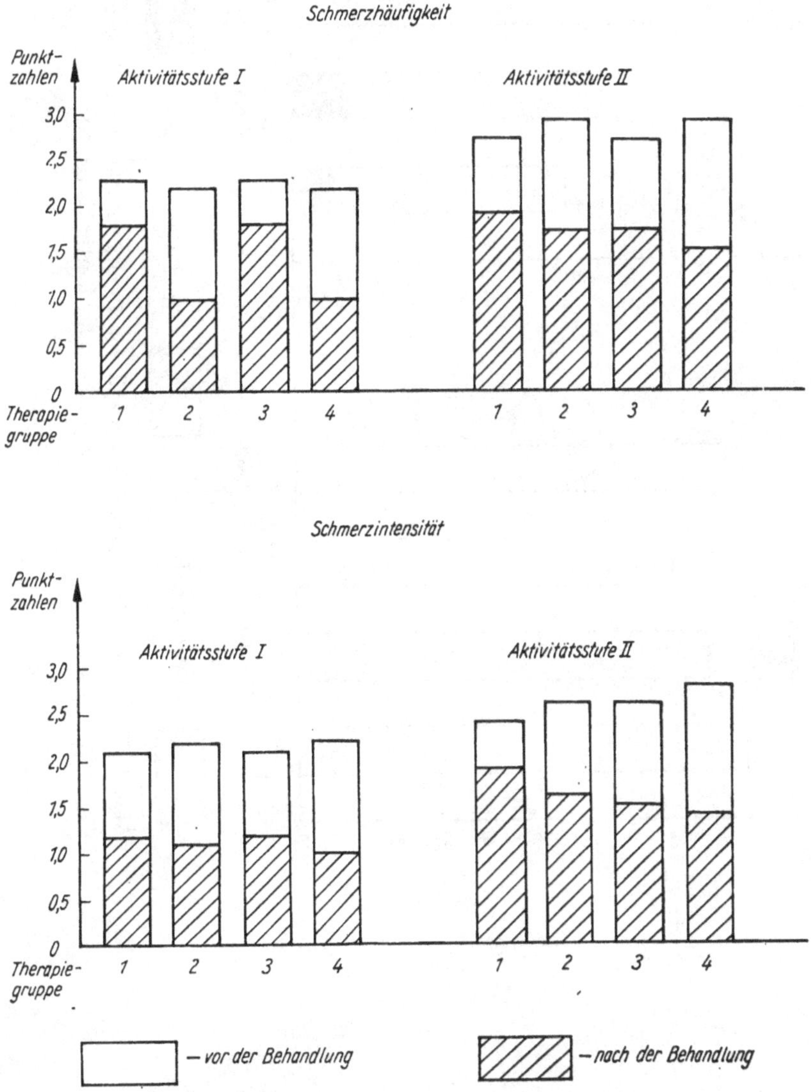

Abb. 1. Verhalten des Schmerzsymptoms (in Punktzahlen) bei Patienten mit Spondyloarthritis unter der Radontherapie

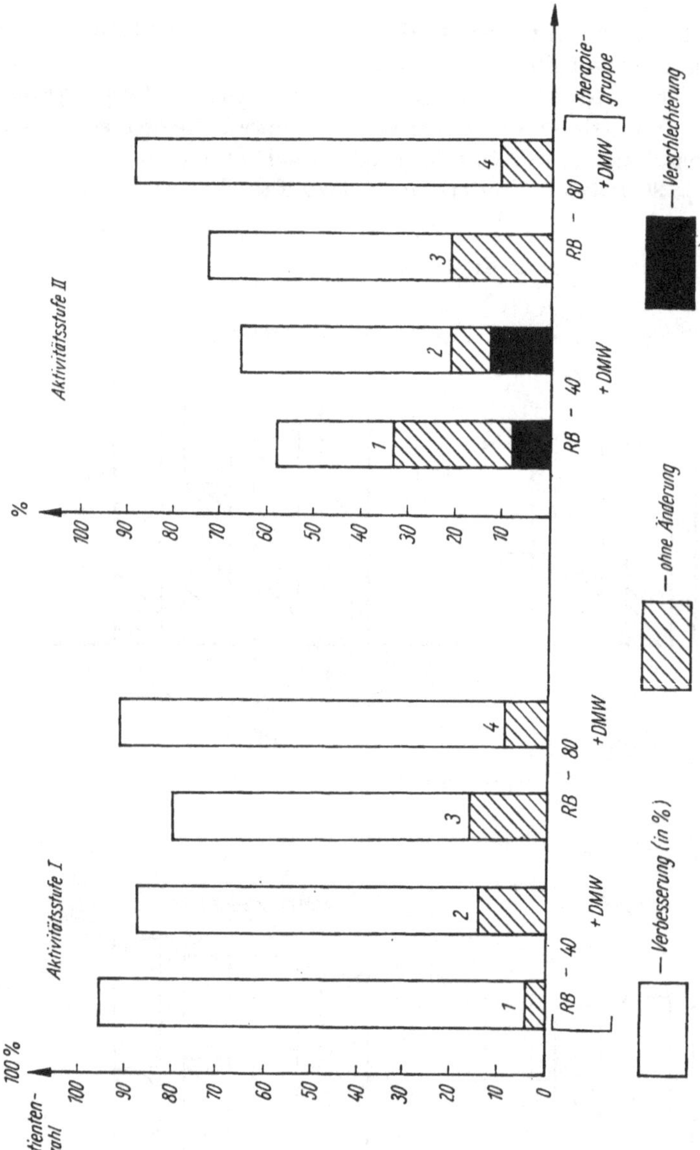

Abb. 2. Effektivität der Radonbädertherapie von 40 und 80 nCi/l mit und ohne DMW-Therapie bei Patienten mit Spondyloarthritis (in %)

Tabelle 3

Verhalten der klinischen Symptome bei Patienten mit ankylosierender Spondyloarthritis unter der Radontherapie von 80 nCi/l und DMW-Therapie

Aktivitäts-stufe	n	Thomeyer-Symptom cm	Schobersche Probe cm	Wirbelsäulen-index	Allgemeiner Bewegungs-funktionstest
I	19	23,0 ± 2,62*	12,0 ± 0,23	87,0 ± 4,0	88,8 ± 2,62
		14,0 ± 2,74	12,4 ± 0,39	96,0 ± 4,4	93,0 ± 2,62
II	11	33,0 ± 4,9	11,3 ± 0,37	77,9 ± 7,2	80,6 ± 5,0
		28,4 ± 4,9	11,6 ± 0,39	86,6 ± 6,9	87,4 ± 3,79
I	11	21,6 ± 3,49*	10,8 ± 0,24*	89,4 ± 3,50*	87,4 ± 2,39
		13,2 ± 2,56	12,4 ± 0,39	101,0 ± 3,99	93,3 ± 1,99
II	19	31,7 ± 2,50*	11,0 ± 0,27	75,6 ± 4,30	80,2 ± 2,4
		22,7 ± 2,43	11,5 ± 0,30	86,7 ± 3,80	87,0 ± 2,4

Anmerkung: Im Zähler sind die Werte vor der Behandlung; im Nenner nach der Behandlung angezeigt (* = $p < 0,05$).

Tabelle 4

Verhalten der klinischen Symptome bei Patienten mit ankylosierender Spondyloarthritis unter der Radonbädertherapie von 40 nCi/l und DMW-Therapie

Aktivitäts-stufe	n	Thomeyer-Symptom, cm	Schobersche Probe cm	Wirbelsäulen-index	Allgemeiner BFT*; Punktwert
I	18	27,7 ± 4,0*	11,6 ± 0,20	86,2 ± 5,22	87,8 ± 1,63*
		17,4 ± 4,0	12,4 ± 0,23	98,6 ± 5,46	92,5 ± 1,40
II	12	30,6 ± 2,31	11,1 ± 0,30	74,0 ± 5,26*	85,7 ± 3,21
		24,6 ± 3,06	11,75 ± 0,32	92,7 ± 3,14	90,1 ± 3,23
I	7	27,7 ± 5,29	11,2 ± 0,34	79,8 ± 6,32	96,8 ± 0,90
		19,8 ± 4,65	11,9 ± 0,55	90,0 ± 7,5	98,7 ± 0,91
II	23	38,0 ± 2,73*	11,0 ± 0,16	68,2 ± 4,1*	81,8 ± 2,46*
		28,4 ± 3,33	11,6 ± 0,02	81,0 ± 4,86	88,0 ± 2,20

Anmerkung: Im Zähler sind die Werte vor der Behandlung und im Nenner nach der Behandlung angezeigt (* = $p < 0,05$).

Die klinischen Untersuchungen, die vor und nach der Behandlung mit Radonbädern bzw. DMW-Therapie durchgeführt wurden, zeigten, daß in den meisten Fällen eine positive Dynamik der gemessenen Parameter zustande kam. Am Ende der Behandlung verschwand bzw. verminderte sich die Morgensteife, waren die Schmerzen (in der Wirbelsäule bzw. den mitbetroffenen Gelenken) reduziert, verbesserten sich die Beweglichkeit und die Atemexkursion des Thorax. Eine detailliertere Auskunft geben dazu die Tabellen 3 bis 7 bzw. die Abbildungen 1 und 2.

Tabelle 5

Verhalten von Laborparametern der Prozeßaktivität bei Patienten mit ankylosierender Spondyloarthritis unter Radonbäderbehandlung von 40 und 80 nCi/l und DMW-Therapie

Therapiegruppe	Aktivitätsstufe	n	BSG mm/h	Hexosen g/l
1	I	18	11,6 ± 1,20 / 10,2 ± 0,86	1,34 ± 0,03 / 1,26 ± 0,05
	II	12	26,3 ± 1,10* / 22,4 ± 1,60	1,47 ± 0,06 / 1,36 ± 0,05
2	I	7	12,7 ± 2,2 / 12,2 ± 2,0	1,25 ± 0,06 / 1,24 ± 0,05
	II	23	30,8 ± 1,46* / 25,7 ± 2,0	1,53 ± 0,06 / 1,45 ± 0,05
3	I	19	12,5 ± 1,02 / 11,0 ± 1,02	1,19 ± 0,04 / 1,15 ± 0,04
	II	11	26,0 ± 1,01* / 21,6 ± 2,02	1,55 ± 0,03 / 1,50 ± 0,04
4	I	11	13,2 ± 1,49 / 10,0 ± 0,89	1,33 ± 0,05* / 1,16 ± 0,09
	II	19	34,1 ± 1,09* / 29,0 ± 2,01	1,57 ± 0,04* / 1,43 ± 0,03

Anmerkung: Im Zähler — Werte vor der Behandlung; im Nenner — Werte nach der Behandlung (* = $p < 0{,}05$).

Das Studium der Gewebsdurchblutung (Xe^{133}-Injektionen in den M. tibialis) ließ erkennen, daß die Blutstromgeschwindigkeit vor der Therapie in fast 70% der Fälle verringert war. Die Behandlungsergebnisse sind in der Tabelle 7 dargestellt. Es ist bemerkenswert, daß die günstigere Dynamik der Reduzierung der gestörten Gewebsdurchblutung erst unter der kombinierten Anwendung von Radonbädern und von DMW-Therapie zustande kam.

Die komplexe Einschätzung der therapeutischen Effektivität bei Patienten mit SPA kann unter Begründung der klinischen und laborativen Befunde dahingehend zusammengefaßt werden, daß die Anwendung der Radonbäder zweier verschiedener Konzentrationen etwa die gleiche Effizienz zeigte. Die Kombination mit DMW-Therapie

Tabelle 6

Verhalten der immunologischen Werte bei Patienten mit Spondyloarthritis unter Radontherapie

Aktivitätsstufe	IgG, g/l		IgA, g/l		IMg, g/l	
	Vor der Behandlung	Nach der Behandlung	Vor der Behandlung	Nach der Behandlung	Vor der Behandlung	Nach der Behandlung
minimal	15,03 ± 0,3	15,15 ± 1,1	3,57 ± 0,17	3,59 ± 0,17	1,57 ± 0,17	1,55 ± 0,17
mittel	15,80 ± 1,7	15,0 ± 1,12	3,34 ± 0,34	3,33 ± 0,33	2,07 ± 0,14	1,55 ± 0,17*
minimal	14,50 ± 1,8	14,03 ± 0,59	2,93 ± 0,80	2,74 ± 0,57	1,67 ± 0,15	1,56 ± 0,19
mittel	19,20 ± 0,44	17,56 ± 0,73*	4,50 ± 0,39	3,99 ± 0,33	2,73 ± 0,14	2,34 ± 0,20*
minimal	14,77 ± 0,90	15,37 ± 0,87	3,43 ± 0,45	3,55 ± 0,42	1,84 ± 0,07	1,56 ± 0,15
mittel	18,19 ± 0,45	16,83 ± 0,31*	3,97 ± 0,38	4,04 ± 0,40	1,57 ± 0,19	1,89 ± 0,23
minimal	14,13 ± 0,89	13,80 ± 0,78	2,93 ± 0,29	2,82 ± 0,30	1,36 ± 0,13	1,60 ± 0,28
mittel	18,9 ± 0,56	17,21 ± 0,8*	3,78 ± 0,27	3,70 ± 0,28	1,77 ± 0,22	1,72 ± 0,39

Anmerkung: * Signifikanz $p < 0,05$

erwies sich bei den Kranken mit mittlerer Aktivitätsstufe als günstiger; bei Kranken mit minimaler Aktivitätsstufe ist die alleinige Anwendung von Radonbädern wirkungsvoll genug. Optimale Ergebnisse der Kombinationstherapie waren bei der 80-nCi/l-Radonbädertherapie mit kombinierter DMW-Applikation zu verzeichnen.

Wir können demnach für die Therapie der SPA die Behandlung mit höher konzentrierten Radonbädern in Kombination mit der Dezimeterwellentherapie im Nebennierenbereich empfehlen.

Tabelle 7

Das Verhalten der Gewebsdurchblutung bei Patienten mit ankylosierender Spondyloarthritis unter der durchgeführten Behandlung

Therapiegruppe	Untersuchungszeitraum	Muskel-Volumendurchblutung ml/min/100 g Gewebe/Norm: 3,2 ± 0,2			
		Patientenzahl	minimale Aktivität	Patientenzahl	mittlere Aktivität
1	vor / nach der Behandlung	18	2,13 ± 0,11 2,53 ± 0,14 $p < 0,01$	12 $p > 0,1$	2,20 ± 0,29 2,57 ± 0,31
2	vor / nach der Behandlung	18	2,61 ± 0,17 3,06 ± 0,15 $p < 0,01$	12	1,99 ± 0,19 2,58 ± 0,18 $p < 0,1$
3	vor / nach der Behandlung	9	2,08 ± 0,15 2,50 ± 0,17 $p < 0,1$	10	1,78 ± 0,15 2,23 ± 0,16 $p < 0,1$

Literatur

[1] Matlina, Ė., Z. Kiseleva, I. Sofieva: Metod opredelenija adrenalina, noradrenalina, dofamina i DOFA v odnoi porcii moči. V kn.: „Metody isledovanija nekotorych gormonov i mediatorov". – Moskva, 1965, s. 25.
[2] Moor, P. de et al.: About the possible influence of transcortin in the catabolism of cortisol in the liver. Metabolism 1963, 2, 592.

Anschrift der Verfasserin:

Prof. Dr. V. D. Grigorjewa
Zentrales Wissenschaftliches Forschungsinstitut
für Kurortwissenschaft und Physiotherapie Moskau
Kalinin-Prospekt 50
121099 Moskau/UdSSR

RADONBÄDERTHERAPIE BEI ENTZÜNDLICH RHEUMATISCHEN ERKRANKUNGEN

R. Callies

Die Physiotherapie entzündlich rheumatischer Erkrankungen konzentriert sich auf die Krankheitsbilder der Rheumatoid Arthritis, der Spondylitis ankylosans und der progressiven Sklerodermie. Hinsichtlich einer Radonbädertherapie stellt lehrbuchgemäß die Spondylitis ankylosans eine bevorzugte Indikation dar.

Auf der Ebene des Forschungsprojektes „Entzündliche und degenerative Gelenkerkrankungen" der Friedrich-Schiller-Universität Jena wurden bei Patienten mit Rheumatoid Arthritis und Spondylitis ankylosans sogenannte cross-over-Untersuchungen mittels Ultraschall und Kurzwelle einerseits sowie Moorbäder und Radonbäder andererseits durchgeführt. Hierbei besteht die Frage nach der Bedeutung des Ortswechsels an sich (kurörtliche Therapie) sowie die Frage nach der Kurortspezifik (Balneotherapie). Die Radonbädertherapie (CO_2-Radonbad) erfolgte wie die Moorbädertherapie als Monotherapie bei täglicher Applikation als 3-Wochen-Serie.

Dosierungsstrategisch war bei beiden Balneotherapiemitteln nur eine Stufung der Zeit (12) — (15) — 18 — (21) — 24) min möglich. Die Änderung hinsichtlich einer kürzeren bzw. längeren Applikationszeit erfolgte nach der 1. und 2. Woche, Kriterium war die Schmerzänderung.

Eine derartige Radonbädertherapie bewirkte bei Patienten mit Rheumatoid Arthritis ($n = 24$) innerhalb von 3 Wochen eine Abnahme der Alpha-2-Globuline, eine Abnahme der E-Rosetten und des Immunglobulins M, des Podliachouk-Harboetests sowie der Hauttemperatur im Bereich der MCP- und PIP-Gelenke.

Bei Patienten mit Spondylitis ankylosans ($n = 24$) wird innerhalb von 3 Wochen eine Abnahme der Schmerzen, eine Zunahme der Bewegungsfunktion und eine Abnahme der Hauttemperatur in der Lumbalregion erzielt. Drei Monate später haben die Schmerzen jedoch bereits wieder zugenommen. Nach 6 Monaten besteht lediglich noch eine Abnahme der Hauttemperatur. Im Vergleich zu Moorbädern werden mittels Radonbädern seltener reaktive Änderungen bei Patienten in der Nachwirkungsphase erzielt (bis 6 Monate).

Verbundene Stichproben von Patienten mit Spondylitis ankylosans ($n = 24$), die sowohl Radonbäder als auch Moorbäder (im Abstand von 1 Jahr) erhielten, ergeben hinsichtlich folgender Meßparameter keinen signifikanten Unterschied: Schmerzzahl, Schmerzhäufigkeit, Schmerzintensität; Wirbelsäulenfunktionstest, Finger-Boden-Abstand, Atembreite; Blutsenkung, N-Azetylneuraminsäure, C-reaktives Protein. Jedes der beiden Balneotherapeutika bewirkt jedoch eine Schmerzabnahme und eine Beweglichkeitszunahme.

Hinsichtlich einer Entzündungsreaktion auf Physiotherapiemittel ist unser Wissen ausgesprochen dürftig. Primär sollten wir die Reaktionsrichtung (Abnahme oder Zunahme der Entzündung) werten; sekundär steht dann die Reaktionsquantität zur Diskussion (wobei wir zwischen biologischen und mathematischen Quantitäten unterscheiden müssen); tertiär ist letztlich der eigentliche Reaktionsverlauf zu interpretieren (zu differenzieren ist die Sofortwirkung innerhalb von Wochen von der Nachwirkung innerhalb von Monaten).

Zusammenfassung

— Eine 3wöchige Balneomonotherapie bei täglicher Applikation hat sich als Untersuchungsmodell sowohl unter wirkungsphysiologischem Aspekt als auch in betreuungspsychologischer Hinsicht bewährt.
— Patienten mit Rheumatoid Arthritis stellen derzeit eine zweckmäßige Indikation (Schmerz, Beweglichkeit, Entzündung) zur Radonbädertherapie dar.
— Bei Patienten mit Spondylitis ankylosans unterscheiden sich die unmittelbaren Radonbäderwirkungen nicht von denen der Moorbäderwirkungen hinsichtlich klassischer Meßparameter. Die Lehrbuchmeinung, daß Patienten mit Spondylitis ankylosans bevorzugt einer Radonbäderkur zuzuführen sind, erscheint zweifelhaft.

Literatur

CALLIES, R.: Rheumatologische Physiotherapie. VEB Gustav Fischer Verlag, Jena 1986.

Anschrift des Verfassers:

Prof. Dr. sc. med. R. CALLIES
Institut für Physiotherapie
Friedrich-Schiller-Universität
Kollegiengasse 9
Jena, 6900-DDR

WAS LEISTET EINE RADON-CO_2-BÄDER-MONOTHERAPIE BEI RHEUMATOID ARTHRITIS UND SPONDYLITIS ANKYLOSANS?

A. Zielke und B. Vulpe

Die Kur als eine „komplexe Reizserientherapie am Kranken im veränderten Milieu" (Jordan 1967) hat für die langfristige Betreuung von Patienten mit Rheumatoid Arthritis (RA) und Spondylitis ankylosans (SPA) einen hohen Stellenwert. Das zeigen auch neuere Analysen der Kureinweisungsdiagnosen an einer Stichprobe von fast 200000 Patienten, aus denen hervorgeht, daß im Indikationsgebiet „Erkrankungen des Bewegungsapparates" die beiden genannten Erkrankungen nach den vertebragenen Schmerzsyndromen und den Arthrosen verschiedener Lokalisation an 3. Stelle rangieren.

Über die Effektivität einer Moorbäderkur bei der RA sind wir durch die umfangreichen Untersuchungen von Callies recht gut informiert (Callies 1980). Aus unseren bisherigen Untersuchungen geht hervor, daß auch von einer Kurorttherapie auf Radonbasis bei Patienten mit RA und SPA eine Schmerzlinderung und Funktionsbesserung erwartet werden kann (Zielke und Mitarbeiter 1981).

Wissenschaftlich gut belegte Therapieerfolge wurden in jüngster Zeit auch von der Kurortbehandlung auf Schwefelbasis bei chronisch-entzündlichen Erkrankungen berichtet (Tirsch 1984).

Diese Therapiestudien sind jedoch schwer miteinander vergleichbar, da sich der kurörtliche Therapiekomplex von Kurort zu Kurort erheblich unterscheidet.

Die Zahl der verabfolgten Behandlungseinheiten während einer 4-Wochenkur schwankt zwischen weniger als 30 und mehr als 70 (Zielke 1984).

Hinzu kommt, daß die einzelnen angewandten Physiotherapiemittel mit unterschiedlichem Gewicht den Kureffekt und schließlich den Kurerfolg beeinflussen.

Es erhebt sich daher die Frage nach dem Stellenwert des Bades im Rahmen der komplexen Kurorttherapie.

Im Auftrag des Forschungsprojektes „Entzündliche und degenerative Gelenkerkrankungen" haben wir deshalb die Wirkung einer Radon-CO_2-Bäder-Monotherapie bei Patienten mit RA und SPA untersucht.

Krankengut und Methodik

Unsere Beobachtungen erstrecken sich auf 100 Patienten mit RA und 80 Patienten mit SPA, von denen jeweils die Hälfte im Rahmen einer 4-Wochen-Kur 15 bzw. 20 Rn-CO_2-Bäder erhielt.

Die zu vergleichenden Probandengruppen waren hinsichtlich der Altersstruktur, der Krankheitsdauer und der Verteilung nach dem Röntgen-Stadium homogen.

Das Bademedium hatte bei einer Temperatur von 34–36 °C folgende Zusammensetzung:

– CO_2-Konzentration: ca. 1150 mg/l

— Radon-Aktivität: 85 nCi/l
— Gehalt an Mineralien: 1500 mg/l.

Die mittlere Badezeit betrug 18 min und wurde bei ausbleibender Reaktion nach wöchentlichen Kontrolluntersuchungen um 3 min erhöht, bei Zunahme der Beschwerden um 3 min reduziert.

Alle Patienten führten täglich zusätzlich individuelle Bewegungsübungen nach einem Hausübungsprogramm durch.

Die medikamentöse Therapie — möglichst nur mit einem nichtsteroidalen Antirheumatikum — wurde nach dem Prinzip „so wenig wie möglich, so viel wie nötig" während der Kur fortgeführt.

Entsprechend der therapeutischen Zielstellung der Kurorttherapie bei RA und SPA, die die

— Schmerzlinderung,
— Funktionsbesserung und
— Rückbildung objektiver Entzündungszeichen umfaßt, haben wir folgende Prüfparameter zur Therapieerfolgsbeurteilung herangezogen:
— Schmerzquantifizierung nach Schmerzhäufigkeit,
— Intensität und Anzahl schmerzhafter Regionen,
— Bewegungsfunktionstest nach KEITEL und Hand-Dynamometrie bei Patienten mit RA,
— einen summarischen Wirbelsäulen-Funktionsindex (WFI) und den Spirotestbefund bei Patienten mit SPA sowie den Fingerspitzen-Boden-Abstand als Indikator für die Eigenaktivität der Patienten beider Erkrankungsgruppen,
— die Blutsenkungsgeschwindigkeit (BSG) und die Mukoproteine im Serum als objektive Entzündungsparameter.

Die Schmerzbefragung und die Funktionsmessungen erfolgten wöchentlich jeweils in der Zeit zwischen 12.00 und 14.00 Uhr.

Zur statistischen Absicherung der Ergebnisse wurden der Zeichentest, der WILCOXON-Test herangezogen.

Ergebnisse

Die Ausgangswerte der mit Hilfe der visuellen Analogskala bestimmten Schmerzintensität waren bei den beiden zu vergleichenden RA-Patienten-Gruppen (20 Bäder bzw. 15 Bäder) gleich. Unter einer Rn-CO_2-Bäder-Monotherapie kommt es in beiden Gruppen zu einer jeweils signifikanten Verringerung der Schmerzintensität.

Faßt man die Patientenzahlen beider Gruppen mit unterschiedlicher Bäderzahl zusammen, so wird ersichtlich, daß auch bei Patienten mit SPA unter einer Rn-Co_2-Bäder-Monotherapie die auf niedrigerem Niveau liegende Schmerzintensität reduziert werden kann. Bei RA-Patienten findet sich im 1. und im letzten Kurdrittel eine jeweils deutliche Abnahme der Schmerzintensität, während im mittleren Kurdrittel die Tendenz zur Schmerzlinderung durch die bekannte „Badereaktion" vermutlich abgeschwächt wird.

Eine Abnahme der Schmerzhäufigkeit konnte nur für die SPA-Patientengruppe mit 15 Rn-CO_2-Bädern gesichert werden.

Die Zahl schmerzhafter Gelenke bzw. WS-Abschnitte nahm unter dieser Balneotherapie unabhängig von der Zahl der verabfolgten Bäder von Woche zu Woche signifikant ab.

Mit Hilfe des Bewegungsfunktionstest nach Keitel konnten wir feststellen, daß sich in jedem Erkrankungsstadium der RA unter einer Rn-CO_2-Bäder-Monotherapie ein globaler Funktionszuwachs nachweisen läßt, wenn die Patienten zur Durchführung von täglichen Bewegungsübungen motiviert werden.

Der Nachweis einer Zunahme der groben Handkraft mittels Dynamometer war unter dieser Bäder-Monotherapie zu erbringen.

Bemerkenswert war jedoch, daß bei RA-Patienten nach einer alleinigen Bäderbehandlung mit täglichen Bewegungsübungen der Finger-Boden-Abstand signifikant häufiger verringert werden konnte als in Kombination mit lokaler Thermotherapie.

Bei Patienten mit SPA fällt das Ergebnis der Funktionsprüfung mittels des WFI, der die bei dieser Erkrankung üblichen WS-Funktionsmeßergebnisse subsummiert, ähnlich aus: In jedem Röntgen-Stadium der Erkrankung ist ein globaler Funktionszuwachs auf gleichem Signifikanzniveau statistisch zu sichern. Der Spirotest zeigte auch eine signifikante Zunahme des Atemgrenzwertes mit einer Besserungsquote von 63%.

Die im Rahmen dieser Studie kontrollierten objektiven Entzündungsparameter erbrachten ein nicht sehr erfolgreiches Ergebnis:

Lediglich bei SPA-Patienten mit erhöhter BSG (= 20 mm/1. h) fand sich in 70% der Fälle eine signifikante Abnahme.

Die Mukoproteine i. S. blieben unter einer Rn-CO_2-Bäder-Monotherapie sowohl bei RA- wie auch bei SPA-Patienten unbeeinflußt.

Nachuntersuchungen unter Mitwirkung unserer Direkteinweisungspartner (MPI der KMU Leipzig und Bezirksdispensaire Leipzig) erbrachten die Erkenntnis, daß die Bäder-Monotherapie offenbar einen geringeren funktionellen Kur-Hafteffekt erreicht als die sogenannte komplexe Kurorttherapie.

Dabei fand sich ein Unterschied zwischen RA- und SPA-Patienten: Während bei der RA die BFT-Werte 1 Jahr nach der Rn-CO_2-Bäder-Monotherapie signifikant unter den Ausgangswerten vor Kurbeginn lagen, war der im WFI erreichte Funktionszuwachs bei den SPA-Patienten zwar um die Hälfte reduziert, jedoch 1 Jahr nach Kurende noch erkennbar.

Zusammenfassung

Aus den dargestellten Untersuchungsergebnissen können folgende Schlußfolgerungen abgeleitet werden:

1. Eine alleinige Bädertherapie mit Rn-CO_2-Bädern in Kombination mit täglichen Bewegungsübungen läßt in einem Zeitraum von 4 Wochen eine signifikante Schmerzlinderung und Funktionsbesserung bei Patienten mit RA und SPA erkennen, wenn die Dosierung in wöchentlichen Abständen entsprechend der Reaktion des Patienten nachreguliert wird.
2. Ein funktioneller Kur-Hafteffekt ist von einer Rn-CO_2-Bäder-Monotherapie nicht zu erwarten. Dennoch deutet sich nach unseren bisherigen Ergebnissen ein Unterschied zwischen RA und SPA an, wobei die besseren Ergebnisse bei den SPA-Patienten als Ausdruck einer konsequenteren Fortführung der täglichen Bewegungsübungen nach der Kur gedeutet werden.

Literatur

[1] CALLIES, R.: Rheumatoid Arthritis und Moorbäderkur. Beiträge zur Rheumatologie. VEB Verlag Volk und Wissen. Berlin 1980

[2] JORDAN, H.: Präliminarien der Kurorttherapie. In: Bäderbuch der DDR. Thieme Verlag Leipzig 1967

[3] TIRSCH, Ch.: Praktische Bedeutung unterschiedlicher Klassifikationsmerkmale bei Patienten mit Rheumatoid Arthritis zur Effektivitätsbeurteilung einer kombinierten Schwefelbäderkur. Inaug. Diss. Jena 1984.

[4] ZIELKE, A.: Jahresbericht zum Forschungsprojekt „Entzündliche und degenerative Gelenkerkrankungen" 1981.

[5] ZIELKE, A.: Zur Lungenfunktion bei Spondylitis ankylosans und ihrer Beeinflußbarkeit durch CO_2-Radon-Bäder. Z. Physiother. **36** (1984) 189—195.

Anschrift des Autors:

OMR Dr. med. A. ZIELKE
Forschungsinstitut für Balneologie und Kurortwissenschaft Bad Elster
Endersstraße 5
Bad Elster, DDR-9933

KLINISCHE LANGZEITBEOBACHTUNGEN NACH KURORTTHERAPIE AUF RADONBASIS BEI RHEUMATOID ARTHRITIS (RA) UND SPONDYLITIS ANKYLOSANS (SPA)

B. Vulpe, A. Zielke, H. Häntzschel und B. Tautenhahn

Die Kurorttherapie ist ein zeitlich begrenzter intensiver Therapieabschnitt, der unter Ausnutzung ortsgebundener natürlicher Heilmittel bei Fortführung einer fachärztlich überwachten Pharmakotherapie einen Komplex von „balneotherapeutischen, bioklimatologischen, allgemein physiotherapeutischen, diätetischen und psychologischen Wirkfaktoren" (Jordan 1967) umfaßt. In den Gesamttherapieplan phasengerecht und sinnvoll eingeordnet, verfolgt sie bei den entzündlich rheumatischen Erkrankungen 3 Behandlungsziele:

1. Schmerzlinderung
2. Funktionsbesserung befallener Gelenke oder Wirbelsäulenabschnitte
3. Verringerung der Entzündungsaktivität

Aus unseren bisherigen Untersuchungen geht hervor, daß von einer Kurorttherapie auf Radonbasis bei Patienten mit RA und SPA eine Schmerzlinderung und Funktionsbesserung erwartet werden kann (Zielke und Mitarbeiter 1981).

In der vorliegenden Studie soll der Frage nach dem funktionellen „Kur-Hafteffekt" (Jordan 1975) nachgegangen werden.

Dabei sind wir uns dessen bewußt, daß ein Späterfolg (Hittmair 1956) nicht nur durch den Kureffekt, sondern auch durch die weitere Dispensairebetreuung des Patienten bestimmt wird. Schließlich zeigt eine langfristige Nachbeobachtung funktioneller Meßwerte, inwieweit es während einer Kur gelungen ist, die Einsicht zu vermitteln, daß die aktive Mitarbeit des Patienten „den Schlüssel zum optimalen Therapieerfolg" bildet.

Bei gesundheitspolitisch relevanten Erkrankungen, deren eine auch mit dem Attribut „progressiv-chronisch" versehen wird, ist es auch von allgemeinem Interesse, wie lange nach einer Kur ein positiver Effekt zu beobachten ist.

Auch unter dem Aspekt der Kurortökonomie (Cerny 1975) erscheint die Frage interessant, mit welcher Methodik und für welchen Zeitraum ein funktioneller Kurhafteffekt bei Patienten mit RA und SPA nachgewiesen werden kann.

Krankengut und Kurregime

Die Untersuchungen basieren auf einer differenzierten Auswertung von insgesamt 700 Direkteinweisungskuren, davon 340 bei Patienten mit RA und 360 bei Patienten mit SPA.

Die Sicherung der Diagnose erfolgte nach den NEW YORKER Kriterien, die Bestimmung des Rö.-Stadiums nach einer Empfehlung der Arbeits- und Forschungsgemeinschaft Rheumatologie am Bereich Medizin der FSU Jena.

In die Auswertung sind nur solche Patienten einbezogen worden, bei denen alle nach einem einheitlichen Programm ermittelten Meßwerte (1 Monat vor Kurbeginn, am Kuranfang und Kurende sowie 3 Monate, 6 Monate und 1 Jahr nach der Kur) vorgelegen haben. Bei der Verteilung der Rö.-Stadien ermittelten wir bei der RA, daß es sich in 2/3 der Fälle um Frühstadien handelt, während bei den SPA-Patienten das Verhalten von Frühstadien und fortgeschrittenen Stadien annähernd gleich war.

Die Verteilung nach dem Geschlecht mit 77% Frauen und 23% Männern bei der RA sowie mit 13% Frauen und 87% Männern bei der SPA entspricht im wesentlichen dem epidemiologischen Verteilungsmuster bei diesen Erkrankungen.

Alle Patienten erhielten während einer 27tägigen Kur folgende Behandlungsprogramme:

- 10 CO_2-Radon-Bäder mit einer effektiven Rn-Aktivität von 85 nCi/l
  Badezeit 18 Min. bei einer Temperatur von 34 °C
- Trinkkur mit Radonquelle (ca. 500 ml/d) und Schillerquelle (ca. 250 ml/d)
- Gruppen- oder Einzelgymnastik
- Massagen
- Elektrotherapie, soweit indiziert, wobei jeweils nur eine Therapieform zur Anwendung kam (US, KW oder Reizstrom nach Träbert).

Die am Heimatort eingeleitete Pharmakotherapie wurde während der Kur im wesentlichen beibehalten.

Untersuchungsmethoden

Zur Beurteilung des Schmerzerlebens haben sich uns die jeweils zur gleichen Tageszeit (12—13.00 Uhr) durchgeführten Befragungen der Patienten nach Schmerzhäufigkeit (SH) und Schmerzintensität (SI) bewährt. Dabei wurde die SH nach einer Methodik von Callies und die SI nach einer von uns modifizierten Form der visuellen Analogskala nach Huskisson erfaßt. Bei der Therapieerfolgs- und verlaufskontrolle des Funktionszustandes ist eine bei beiden Krankheitsbildern unterschiedliche Registrierung globaler und regionaler Meßwerte empfehlenswert. Bei der RA haben wir den BFT nach Keitel angewandt, der auch eine differente Aussage über den Funktionszustand der Arme und Beine gesondert erlaubt.

Für die globale Erfassung des funktionellen Status bei der SPA haben wir die bei dieser Erkrankung üblichen Meßwerte zu einem summarischen WFI nach Zielke zusammengefaßt, dem folgende Formel zugrunde liegt:

$$\begin{array}{l} \ \text{Atembreite} \\ +\ \text{Kinn-Sternum-Abstand (Diff.)} \\ +\ \text{Schobersches Maß} \\ +\ \text{Stiborsches Maß} \\ -\ \text{FBA} \\ +\ 50 \\ \hline =\ \text{WFI in Punkten (0 bis 100)} \end{array}$$

Beide Funktionsprüfverfahren haben einen Meßwertbereich von 0 bis 100 Punkten.

Zur Beurteilung der Entzündungsaktivität beschränkten wir uns auf den 1. Stundenwert der BSG. Außerdem fertigten wir zur allen Meßzeitpunkten ein kleines Blutbild an.

Ergebnisse

Bei Behandlungsergebnissen — auch unter Berücksichtigung ihres Hafteffektes — bei Patienten mit RA und SPA ergibt sich ein unterschiedliches Bild hinsichtlich der Realisierung von therapeutischen Zielsetzungen:

Patienten mit RA erfahren am Kurende eine jeweils gesicherte Abnahme von SH und SI, während bei SPA-Patienten nur die SI sicher verringert wird.

Für beide Erkrankungen ist am Kurende eine Zunahme globaler und regionaler Funktionsmeßwerte, eine Abnahme anfangs erhöhter BSG-Werte sowie ein Anstieg des Hämoglobingehaltes zu sichern. 6 Monate nach Kurende sind bei Patienten mit RA noch ein positiver Hafteffekt der BFT-Meßwerte, insbesondere für die Arme, aber auch ein Anstieg der Leukozyten-Werte nachweisbar. SPA-Patienten weisen nach 6 Monaten noch eine Besserung des WFI in den Stadien II und III auf.

Ein Jahr nach Kurende finden sich bei RA-Patienten eine Zunahme der SH, eine Abnahme der globalen Gelenkfunktion, insbesondere für die Beine. Bei Patienten mit SPA sind 1 Jahr nach der Kur von allen untersuchten Parametern nur noch 2 positiv verändert gegenüber dem Status vor der Kur: die Atembreite und das Schobersche Maß. Diese Meßwerte sind zur Charakterisierung des globalen Funktionsdefizits bei SPA besonders geeignet.

Zusammenfassung und Schlußfolgerungen

Bei Patienten mit RA und SPA werden die therapeutischen Teilziele Schmerzlinderung und Funktionsbesserung durch eine Kur in Bad Brambach erreicht.

Bei CO_2-Radon-Bäderkuren deutet sich auch eine Rückbildung der BSG an. Inwieweit es sich dabei um einen echten antiphlogistischen Effekt handelt, bedarf noch einer weiteren Abklärung.

Der funktionelle Hafteffekt ist im wesentlichen nach 6 Stunden abgeklungen, bei der RA offensichtlich rascher als bei der SPA. Patienten mit diesen chronisch-rheumatischen Erkrankungen sollten daher spätestens 6 Monate nach einer Kur einer funktionsfördernden Intervall-Physiotherapie zugeführt werden.

Zumindest aber müssen Patienten mit RA und SPA auch nach einer Kur zur regelmäßigen Durchführung von möglichst individuell angepaßten Hausübungsprogrammen motiviert werden, um die für diese Erkrankungen charakteristische funktionelle Progredienz zu bremsen.

Literatur

[1] Cerny, B. V.: Beitrag zur Darstellung des ökonomischen Effektes der Kurfürsorge. Z. Physiother. **27** (1975) 167—171.

[2] Hittmair, A.: Die Bedeutung der Nachbehandlung rheumatischer Erkrankungen in der Bädertherapie. Wien. med. Wschr. **19** (1956) 1009—1012.

[3] Jordan, H.: Präliminarien der Kurorttherapie. In: Bäderbuch der DDR. Thieme Verlag Leipzig 1967.

[4] Jordan, H.: Kurorttherapie. VEB Gustav Fischer Verlag Jena 1975.
[5] Zielke, A.: Jahresbericht zum Forschungsprojekt „Entzündliche und degenerative Gelenkerkrankungen“ 1981

Anschrift des Autors:
Dipl.-Med. B. Vulpe
Staatsbäder Bad Brambach — Bad Elster
Straße der Deutsch-Sowjetischen Freundschaft 6
Bad Elster, DDR-9933

VERGLEICH DER MEDIZINISCHEN INDIKATIONEN VON PERKUTANER STRAHLENTHERAPIE GUTARTIGER ERKRANKUNGEN UND RADONTHERAPIE

D. Kob und K. Bauhardt

Die im Handbuch der Bäder und Klimaheilkunde (1962) ausgewiesenen Indikationen für eine Radontherapie umfassen die folgenden Erkrankungen:

1. Rheumatische Erkrankungen einschließlich Spondylitis ankylosans, Spondylosen und Arthrosen
2. Gefäßerkrankungen, Angiosen, Angiopathien
3. Allergische Erkrankungen
4. Hauterkrankungen
5. Hormonale und vegetative Störungen

Da auf Grund der sehr niedrigen Strahlendosen einer Radonkur einerseits die Frage der biologischen Wirksamkeit und andererseits auch die Probleme des Strahlenschutzes des Patienten zur Diskussion stehen, ist eine Stellungnahme zur Therapie gutartiger Erkrankungen durch ionisierende Strahlung aus radiologischer Sicht unter aktuellen klinischen Aspekten gerechtfertigt.

Das für die Radontherapie aufgezeigte Indikationsspektrum ist völlig identisch mit den medizinisch begründeten Indikationen der sogenannten „Funktionellen Strahlentherapie und Entzündungsbestrahlung". Man versteht bekanntlich darunter die Behandlung gutartiger Erkrankungen und funktioneller Störungen mit niedrigen Strahlendosen. Über das oben genannte Spektrum der Erkrankungen schließt die Entzündungsbestrahlung akut entzündliche, bakteriell bedingte Erkrankungen ein, die für die Radontherapie keine Bedeutung haben. Ein ganz wesentlicher Unterschied zwischen Radontherapie und perkutaner Strahlentherapie gutartiger Erkrankungen liegt allerdings in der Dosierung der ionisierenden Energie. Die Ganzkörperdosis einer Radonkur (Bäderkur) wird mit 25 bis 100 mrem angegeben. Diese Dosisabschätzung im Sinne des Strahlenschutzes berücksichtigt jedoch nicht, daß auf Grund der geringen effektiven Reichweite der Alpha-Strahlung durchaus im oberflächlichen Hautbereich Dosierungen in der Größenordnung von einigen rad (cGy) erzielt werden. Die Dosierung bei perkutaner Strahlentherapie gutartiger Erkrankungen mit ausschließlich umschriebener lokaler Anwendung liegt im Bereich von minimal 5 rad (Pape 1950) bis etwa 800 rad (cGy), also um Größenordnungen höher als bei Radontherapie.

Die empirisch gefundenen, weitgehend identischen Indikationen beider Methoden sind trotz unterschiedlicher Dosierung und physikalischer Dosisverteilung über die lokale Wirksamkeit hinaus deutbar, wenn man die Möglichkeit der Fernwirkung in Betracht zieht.

Während die therapeutische Wirksamkeit der perkutanen Strahlentherapie gutartiger Erkrankungen durch klinische Ergebnisse und vergleichende Untersuchungen sehr beeindruckend nachgewiesen werden kann, wird der Nachweis der Effektivität der Radonkur durch die Effekte der zusätzlich wirkenden Kurorttherapie erschwert.

Dennoch muß bedauerlicherweise festgestellt werden, daß die Indikationen der perkutanen Strahlentherapie aus Gründen der Strahlenangst und anderer Ursachen einem Wandel unterworfen sind und eine rückläufige Entwicklung feststellbar ist. Es soll deshalb von mir dargestellt werden, welche Indikationen für eine Strahlentherapie gutartiger Erkrankungen heute noch aktuell sind.

Auf dem Gebiet der rheumatischen Erkrankungen einschließlich des M. Bechterew ist die Strahlentherapie trotz bewiesener Wirksamkeit deutlich rückläufig. Bei progressiv chronischer Polyarthritis wird neben der medikamentösen und physikalischen Therapie fast ausschließlich nur noch die Radiosynoviorthese mit Radionukliden (Yttrium 90, Rhenium 186, Erbium 169, Gold 198) durchgeführt. Das Gold 198 wird wegen der höheren Ganzkörperstrahlenbelastung durch den Gammastrahlenanteil zunehmend verlassen. Die damit erzielbare Fibrosierung der Synovialis übertrifft jedoch den Effekt der perkutanen Strahlentherapie bei Anwendung der üblichen Entzündungsdosen erheblich. Diese intraartikuläre Radionuklidtherapie ist eine wirksame, kostengünstige, wenig eingreifende, wiederholbare Methode, die spätere eventuell notwendige operative Eingriffe ohne weiteres gestattet. Die perkutane Strahlentherapie der Spondylitis ankylosans ist besonders in den Anfangsstadien effektiv und nach wie vor aktuell (Dihlmann 1986). Die als notwendig angesehene Strahlendosis wird heute mit 150 rd (Dihlmann 1986) bis 600 rad (eigene Praxis) angegeben, wobei Patienten im generationsfähigen Alter keine Bestrahlung der Ileosacralregion erhalten sollten. Für Patienten mit p. c. P., bei denen die Goldtherapie oder andere Verfahren versagt haben und die gewöhnlich eine immunsuppressive Arzneimitteltherapie erhalten, wird von Strober et al. (1985) eine total nodale Bestrahlung vorgeschlagen, die bereits bei einer Dosierung von 200 rad eine Verbesserung der Gelenkaktivität zeigte. Eine Parallelgruppe mit 2000 rad zeigte schlechtere Ergebnisse in der Beeinflussung der Grunderkrankung.

Während die perkutane Strahlentherapie in der Behandlung rheumatischer Erkrankungen rückläufig ist, nimmt sie bei degenerativen entzündlichen Skeletterkrankungen nach wie vor einen hervorragenden Platz ein. Genannt seien hier besonders Arthrosen der großen Gelenke. Der Anteil an Therapieversagern liegt bei 8% im Schulterbereich und ungünstigenfalls bei 35% im Bereich der Hüftgelenke. Im Vergleich zu anderen physikalisch-therapeutischen Maßnahmen ist die Langzeitwirkung der Strahlentherapie besser.

Weitere Bestrahlungsindikationen stellen Periarthritis humeroscapularis, Epicondylitis radialis humeri, Calcaneussporn, Styloiditis radii, Osteochondrose der HWS, schmerzhafte Osteoporose sowie Peritendinitis calcarea, Tendovaginitis, Myositis ossificans circumscripta dar.

Bei verschiedenen Gefäßerkrankungen einschließlich therapierefraktärer funktionell bedingter Angina pectoris galt die Strahlentherapie bis Ende der 60er Jahre als probate Behandlungsmethode (Oelsner 1970), wenn andere konservative Verfahren ausgeschöpft waren (obliterierende Gefäßerkrankungen, Thrombophlebitis, essentielle Hypertonie, Sudeck-Syndrom).

Bis auf Haemangiome und Gefäßerkrankungen am Auge (Hornhautvaskularisation, Glaskörperblutung) sind diese Indikationen heute völlig durch medikamentöse Therapie oder Gefäßchirurgie ersetzt. Dabei stellt nach eigenen Erfahrungen die Grenzstrangbestrahlung bei obliterierenden Gefäßerkrankungen eine durchaus wirksame Therapie dar.

Die Strahlentherapie allergischer Erkrankungen war bereits immer auf ausgewählte Krankheitsbilder begrenzt, insbesondere auf Asthma bronchiale und Heuschnupfen einschließlich Rhinitis vasomotorica. Noch in den letzten Jahren wurden uns Patienten mit schweren Verlaufsformen von Asthma überwiesen, denen vorübergehende Linderung zuteil wurde. Die Ergebnisse waren jedoch nicht überzeugend, so daß die Indikation in Frage gestellt werden muß. Die Strahlentherapie gutartiger Hauterkrankungen, insbesondere des endogenen Ekzems, ist heute bedeutungslos. Das trifft auch für das chronisch rezidivierende Erysipel, die Trichophytie, die Sporotrichose, Neurodermitis und Acne vulgaris zu, die noch im Jahre 1970 als Indikation zur Strahlentherapie ausgewiesen wurden (Hoffmann 1970). Nach wie vor stellen jedoch ausgedehnte viszerale Aktinomykosefälle, die chirurgisch nicht zu beherrschen sind, eine Indikation zur Entzündungsbestrahlung dar. Das gleiche gilt für die postoperative Keloidbehandlung und für chronische Fistelbildungen. Das Hauptfeld der Entzündungsbestrahlung sind jedoch Gesichtsfurunkel, Hidradenitis, Furunkel bzw. Karbunkel, Mastitis puerperalis, Parotitis postoperativa, Panaritium ossale und articulare, Phlegmone, Periodonditis, Dentitio difficilis, evtl. Arachnitis spinalis, Syringomyelie, Uveitis anterior, Tietzsches Syndrom.

Die Osteomyelitis, Meningitis und Encephalitis werden heute nicht mehr bestrahlt.

Die Strahlentherapie hormonaler und vegetativer Störungen, insbesondere Funktionsstörungen der Schilddrüse, wurde weitgehend durch die Radiojodtherapie abgelöst. Für die perkutane Strahlentherapie sind noch die Retrobulbärbestrahlung der endokrinen Ophthalmopathie und die Strahlenmenolyse bei glandulär cystischer Hyperplasie geblieben. Die Indikation zur Bestrahlung der Myasthenia gravis wird von uns als fraglich angesehen.

Über die aufgezeigten Indikationen hinaus ist die Strahlentherapie bei einer Vielzahl anderer Erkrankungen erfolgreich eingesetzt worden (Uretersteine, Coccygodynie, Phantomschmerz, hypersekretorischer Hydrocephalus, Trigeminusneuralgie, Herpes zoster, akute Anurie, Ulcus ventriculi und duodeni, multiple Sklerose, Migräne, Neuritis, Hirnatrophie).

Die Entzündungsbestrahlung und funktionelle Strahlentherapie ist zweifellos eine Behandlungsmethode, die bei indikations- und fachgerechter Anwendung überzeugende Erfolge bringt. Bei strahlenschutzgerechter Anwendung sind nicht stochastische Strahlenfolgen ausschließbar und das stochastische Risiko im Vergleich zu anderen Therapieverfahren sehr gering. Zum gegenwärtigen Zeitpunkt werden über 20000 Patienten in der DDR einer derartigen Behandlung unterzogen. Dennoch muß festgestellt werden, daß die Überweisung zur Entzündungsbestrahlung insgesamt rückläufig ist.

Zum ersten erscheint die Strahlentherapie bei gutartigen Erkrankungen unter dem Aspekt der cancerogenisierenden Wirkung der ionisierenden Energie nicht unbedenklich. So verweisen englische Autoren, wie Brown, Abbatt (1955, 1956) und Howard (1957) auf die erhöhte Leukämierate bei Strahlentherapie der Bechterewschen Erkrankung. Demgegenüber zeigen Analysen (Fuchs 1967) dieser Krankheitsverläufe, daß eine Erhöhung der Leukämierate nur dann vorlag, wenn mehrere Bestrahlungsserien und hohe Dosen gegeben wurden, die über das Maß der Entzündungsbestrahlung hinausgingen und fast den Charakter von Ganzkörperbestrahlung hatten.

Ähnliche Schlußfolgerungen wurden für die Entstehung von Mammakarzinomen bei Strahlenexposition von Tuberkulosepatienten durch Thoraxdurchleuchtungen gezogen und daraufhin vor der Mastitisbestrahlung gewarnt. Die als Entzündungsbestrahlung bereits wirksame Dosis liegt jedoch in einem Dosisbereich, der als unbedenklich angesehen werden kann.

Bei der Darstellung der medizinhistorisch interessanten Indikationsliste ist jedoch zum zweiten unschwer erkennbar, daß bei vielen chronischen Erkrankungen die passageren Erfolge einer Strahlentherapie immer wieder im Verlaufe der Erkrankung zur erneuten Behandlung herausforderten, so daß bedenkliche Spätfolgen entstanden, die diese Methode noch heute belasten. Das betrifft unter anderem die kritiklose Anwendung der Strahlentherapie im Bereich von Wachstumszonen im Kindesalter und die Strahlentherapie des endogenen Ekzems.

Wir stellen deshalb heute die Indikation zur Strahlentherapie gutartiger Erkrankungen wesentlich strenger, insbesondere bei Patienten im generationsfähigen Alter und fordern die sehr sorgfältige Bewertung von Risiko, Aufwand und Nutzen (Gesetzliche Bestimmungen 1985).

Zusammenfassung

Die als Indikation für eine Radontherapie ausgewiesenen, empirisch erarbeiteten Gruppen und Erkrankungen stimmen weitgehend mit den Indikationen der Entzündungsbestrahlung und funktionellen Strahlentherapie überein.

Während der klinische Beweis für die Wirksamkeit der Radontherapie durch die multifaktoriellen Einflüsse des Kurortmilieus prinzipiell schwierig zu führen ist, liegen sehr umfangreiche klinische Ergebnisse für die perkutane Strahlentherapie vor. Die Tendenz zur Anwendung zunehmend niedrigerer Strahlendosen ist dabei unverkennbar. In klinischen Studien sollten dosisabhängige klinische Effekte untersucht werden, um die Radontherapie besser wissenschaftlich begründen zu können.

Literatur

[1] Abbat, J. D., A. D. Lea: The incidence of leukaemia in ankylosing spondylitis treated with x-rays. Lancet 1956, 1317–1319.

[2] Anordnung über Maßnahmen bei der Therapie mit ionisierender Strahlung. GBl. 1985 Teil I Nr. 28, S. 322

[3] Brown, M. C., J. D. Abbat: The incidence of leukaemia in ankylosing spondylitis treated with x-ray. Lancet 1955, 1283–1285.

[4] Dihlmann, W.: Ist die Behandlung der Spondylitis ankylosans (Sp. a.) mit Röntgenstrahlen obsolet? Akt. Rheumatol. 11 (1986), 1–2.

[5] Fuchs, G.: Wirkliche und angebliche Gefahren der Strahlentherapie gutartiger Erkrankungen. Radiobiol. Radiother. 8 (1967), 181–185.

[6] Handbuch der Bäder und Klimaheilkunde. S. 450–456, Schatthauer, Stuttgart 1962.

[7] Hoffmann, G.: Akute und chronische Entzündungen. In: Handbuch der Medizinischen Radiologie, S. 41–47. Springer, Berlin–Heidelberg–New York 1970.

[8] Howard, N.: The value of irradiation in ankylosing spondylitis. Brit. J. Radiol. 30 (1957), 371–374.

[9] Oelssner, W.: Funktionelle Strahlentherapie. In: Handbuch der Medizinischen Radiologie, S. 238–309. Springer, Berlin–Heidelberg–New York 1970.

[10] Pape, R.: Ergebnisse der Röntgentherapie mit Kleinstdosen. Strahlentherapie 81 (1950), 331–334.

[11] STROBER, S., A. TANAY, E. FIELD, R. T. HOPPE, A. CALIN, E. G. ENGELMANN, B. KOTZIN, B. B. BROWN, H. S. KAPLAN: The efficiency of total lymphoid irradiation in bad rheumatoid arthritis. Ann. Intern. Med. **102** (1985), 441–449.

Anschrift des Verfassers:

MR Prof. Dr. sc. med. D. KOB
Klinik und Poliklinik für Radiologie der Friedrich-Schiller-Universität Jena
Bachstraße 18
Jena, DDR - 6900

ERGEBNISSE EINER RADON-BÄDERKUR BEI PATIENTEN MIT PROGRESSIVER SKLERODERMIE (5-JAHRESANALYSE)

A. Brenke, R. Brenke, K. Harnack, A. Zielke und E. Conradi

Die medikamentöse Therapie der progressiven Sklerodermie kann trotz vereinzelter Erfolge in den letzten Jahren noch nicht als befriedigend angesehen werden. Das ist einer der Gründe, weshalb die symptomatische Therapie und auch die Physiotherapie einen für dermatologische Erkrankungen ungewöhnlich hohen Stellenwert einnimmt. Dabei spielt die Kurorttherapie eine besondere Rolle. Es besteht der Eindruck, daß Patienten mit progressiver Sklerodermie gerade nach Radonkuren in Bad Brambach eine deutliche subjektive Besserung verspüren. Es scheint eine unumstrittene Erfahrungstatsache zu sein, daß sich Kurgäste nach einem radonhaltigen Thermalbad wohler fühlen als nach einem gleichtemperierten einfachen Wasserbad; dies betrifft besonders Patienten mit entzündlichen rheumatischen Erkrankungen wie Morbus Bechterew. Andererseits bietet sich eine Hauterkrankung, wie z. B. die Sklerodermie, besonders zur Radontherapie an, da bestimmte Schichten der Haut — so das Stratum spinosum — infolge fehlender Kapillarisierung der Epidermis von außen besser erreichbar sind als über das Gefäßsystem (Pratzel 1977).

Bereits vor etlichen Jahren konnte Harnack über 63 Fälle von progressiver und circumscripter Sklerodermie berichten, die klinisch durch eine Radonkur wesentlich gebessert wurden. Eine Veränderung von Laborparametern konnte von ihm nicht beschrieben werden.

Bei den vorliegenden Untersuchungen ging es zunächst um den Versuch, die Wirkung einer Radonbäderkur bei Patienten mit progressiver Sklerodermie überhaupt zu objektivieren. Weiteren Studien wird es vorbehalten sein, die Frage einer spezifischen Radonwirkung zu klären.

Methodik

Wir werteten insgesamt 59 Kurverläufe im Zeitraum von 5 Jahren aus, wobei einTeil der Patienten den Kurort besuchte. In der überwiegenden Zahl der Fälle handelte es sich um Patienten mit Akrosklerose — nur in einigen wenigen Fällen lag eine stammbetonte Form der Sklerodermie vor.

Das Kurregime bestand in der Regel aus 20 Vollbädern mit radonhaltigem Quellwasser im Verlauf einer vierwöchigen Kur sowie teilweise zusätzlichen Trinkkuren.

Folgende Parameter wurden vor der Kur am Heimatort, am Kuranfang und Kurende sowie sechs Monate und ein Jahr nach der Kur ausgewertet: Subjektive Beschwerden an Hand einer Beschwerdeskala, Bewegungstest nach Keitel, Leistung am Handdynamometer, Parameter eines ventilatorischen Siebtests, Testung der akralen Durchblutungsregulation mit Hilfe eines akralen Wiedererwärmungsversuches (τ-Wert) sowie die Laborparameter ESG, Hb, HK und Leukozytenzahlen. Aus technischen Gründen

Tabelle 1

Veränderungen der Gelenkbeweglichkeit (Bewegungstest nach Keitel) sowie der akralen Durchblutungsregulation (τ-Werte) bei Patienten mit progressiver Sklerodermie durch eine Radonkur. Signifikante Unterschiede sind markiert ($p < 0{,}05$, Wilcoxon-Wilcox-Test)

	vor Kur	Kuranfang	Kurende	6 Monate nach Kur	1 Jahr nach Kur
Bewegungstest nach Keitel (Punkte) n = 59	81,4 (±19,6)	80,8 (±17,4)	86,0* (±15,7)	78,6 (±20,0)	80,2 (±19,8)
τ-Werte (Sekunden) n = 20	475,8 (±611,5)			445,0 (±499,4)	793,6 (±1816,7)

konnte der akrale Wiedererwärmungsversuch nur am Heimatort durchgeführt werden. Für die folgenden Ausführungen beschränkten wir uns auf die Ergebnisse des akralen Wiedererwärmungsversuches sowie des Bewegungstests nach Keitel. Die Methodik des letztgenannten Tests wich nicht von der in der Rheumatologie allgemein üblichen ab. Für den akralen Wiedererwärmungsversuch wurde nach Bestimmung der Ausgangstemperatur des Zeigefingers der linken Hand durch Messung der Infrarotabstrahlung der Finger für eine Minute in Eisschmelzwasser abgekühlt und anschließend der Wiedererwärmungsverlauf registriert. Als τ-Wert wurde die Zeit definiert, die benötigt wird, bis 62,3% der Ausgangstemperatur erreicht sind.

Ergebnisse und Diskussion

Die erhaltenen Resultate sind summarisch in Tabelle 1 und 2 dargestellt.

Man erkennt, daß sich die Beweglichkeit der Gelenke, die bei Patienten mit progressiver Sklerodermie nicht nur durch einen Hautbefall, sondern oftmals auch durch entzündliche Mitbeteiligung der Gelenke eingeschränkt ist, im Kurvenverlauf verbessert. Am Kurende ist sie signifikant besser als vor der Kur, nach 6 Monaten jedoch wieder signifikant auf das vor der Kur bestehende Niveau abgefallen.

Tabelle 2

Ergebnisse des Bewegungstests nach Keitel sowie τ-Werte bei Patienten mit progressiver Sklerodermie, die im Verlauf von 5 Jahren Radonkuren in Bad Brambach erhielten

	Jahr der ersten Kur	nach 1 Jahr	nach 2 Jahren	nach 3 Jahren	nach 4 Jahren	nach 5 Jahren
Bewegungstest nach Keitel (Punkte) n = 5	69,4 (±25,7)	78,8 (±21,7)	84,6 (±20,4)	85,1* (±22,3)	84,1 (±23,3)	85,4 (±21,3)
zugehörige τ-Werte (Sekunden) n = 5	427,8 (±418,6)	448,8 (±376,4)	420,0 (±322,2)	500,0 (±412,9)		

Der τ-Wert als ein integrales Maß für die akrale Durchblutungsregulation zeigt keine signifikanten Verbesserungen, eher sogar einen Trend zur Verschlechterung, wobei die Mittelwerte zu allen Zeitpunkten eindeutig im pathologischen Bereich liegen.

Zur Prüfung der These, ob ein mehrfacher Kuraufenthalt zu dauerhafteren Erfolgen führen könnte, überprüften wir die Ergebnisse von fünf Patienten, die im Verlauf von fünf Jahren mindestens dreimal eine Radonkur in Bad Brambach erhielten. Sie zeigten eine deutliche Zunahme der Beweglichkeit der Gelenke — im Bewegungstest nach Keitel im Mittel um über 15 Punkte —, die nach 3 Jahren signifikant über den Anfangswerten lag. Auch diese Patienten ließen keine Veränderung im akralen Wiedererwärmungsversuch erkennen.

Da die Ausgangswerte im Bewegungstest nach Keitel bei den beschriebenen fünf Patienten relativ niedrig lagen, hatten wir zunächst die Vermutung, daß es sich bei der Verbesserung der Werte ausschließlich um ein biometrisches Phänomen handeln würde. Eine Regressionsanalyse — Korrelation der Ausgangswerte vor Kur zu den Werten ein Jahr nach Kur — mit allen Patienten erbrachte jedoch den Nachweis, daß es sich nicht um Zufallseffekte handeln kann. Auffällig bleibt die Tatsache, daß bei den fünf Patienten, die mehrfach in Bad Brambach waren, bereits nach einem Jahr — also zu einem Zeitpunkt, zu dem noch keine Wiederholungskur erfolgt war — eine deutlich verbesserte Beweglichkeit der Gelenke bestand. Dies legt den Schluß nahe, daß Wiederholungskuren bei den Patienten verordnet wurden, die einerseits eine relativ schlechte Ausgangssituation hinsichtlich Hautbefund und Gelenksymptomatik aufwiesen und andererseits bereits nach der ersten Kur eine deutliche Besserung bemerkten.

Schlußfolgerungen und Zusammenfassung

1. Die Wirksamkeit einer Radonbäderkur bei Patienten mit progressiver Sklerodermie kann als erwiesen angesehen werden. Objektiv nachweisen läßt sich eine signifikante Verbesserung der Beweglichkeit der Gelenke.
2. Eine Radonbäderkur scheint keinen Einfluß auf die akrale Durchblutungsregulation zu haben.
3. Besonders wirksam sind wiederholte Kuren bei schweren Verlaufsformen der Erkrankung, weshalb die mehrfache Verordnung bei diesen Patienten im Abstand von ca. ein bis zwei Jahren als sinnvoll angesehen wird. Das trifft besonders dann zu, wenn bereits die erste Kur deutliche Verbesserungen erkennen läßt.
4. Über eine mögliche Spezifität der Radonwirkung müssen weitere Untersuchungen Aufschluß geben.

(Die Literatur kann bei den Verfassern angefordert werden.)

Heft 2 Prof. Dr. Lothar Jentsch, **Zur Existenz von regulären Lösungen der Elastostatik stückweise homogener Körper mit neuen Kontaktbedingungen an den Trennflächen zwischen zwei homogenen Teilen**
1977. 45 Seiten — 4° — M 18,—

Heft 3 Prof. Dr.-Ing. Dr. h. c. mult. Kurt Schwabe und Dr. Christian Queck, **Freie Überführungsenthalpien von Einzelionen aus Wasser in organische Solventien. Eine kritische Übersicht**
1979. 104 Seiten — 38 Abbildungen — 47 Tabellen — 4° — M 22,—

Heft 4 Dr. Karl Strehmel, **Näherungsmethoden zur Ermittlung von transsonischen Profilströmungen mit Verdichtungsstößen**
1978. 78 Seiten — 25 Abbildungen — 4° — M 23,—

Band 54

Heft 1 Prof. Dr. phil. Ernst Neef, **Analyse und Prognose von Nebenwirkungen gesellschaftlicher Aktivitäten im Naturraum**
Mit Beiträgen von A. Bernhardt, K. D. Jäger und K. Mannsfeld
1979. 70 Seiten — 7 Abbildungen — 1 Falttafel — 2 Tabellen — 8° — M 13,50

Heft 2 Dr. Gunter Kabisch, **Schwingungsspektroskopische und Kernresonanzuntersuchungen an Tetraalkylammoniumsalzlösungen**
1979. 71 Seiten — 29 Abbildungen — 11 Tabellen — 8° — M 14,—

Heft 3 Prof. Dr. Dietrich Uhlmann, **Künstliche Ökosysteme**
1980. 34 Seiten — 17 Abbildungen — 2 Tabellen — 8° — M 5,50

Heft 4 Prof. Dr. Hermann Berg, **Der Formenwandel einer DNA-Doppelhelix in Lösung, an der Elektrode und seine molekularbiologische Bedeutung**
1981. 45 Seiten — 40 Abbildungen — 3 Tabellen — 8° — M 8,50

Heft 5 Prof. Dr. Manfred Gersch, **Zur Evolution des Hormonsystems im Tierreich**
1982. 33 Seiten — 6 Abbildungen — 12 Tabellen — 8° — M 5,50

Band 55

Heft 1 Prof. Dr. Herbert Jordan, **Aug' um Ohr: Goethes Zugang zur Musik**
1982. 39 Seiten — 4 Abbildungen — 8° — M 7,50

Heft 2 Prof. Dr. Wilhelm Oelssner, **Computertomographie,** Eine Übersicht
1983. 36 Seiten — 41 Abbildungen — 8° — M 7,50

Heft 3 Prof. Dr. Karl Mannsfeld, **Landschaftsanalyse und Ableitung von Naturraumpotentialen.**
1983. 109 Seiten — 6 Abbildungen — 9 Karten — 22 Tabellen — 8° — M 40,—

Heft 4 Prof. Dr. Dietrich Uhlmann, **Ökologische Probleme der Trinkwassergewinnung aus Talsperren**
1983. 24 Seiten — 15 Abbildungen — 8° — M 5,—

Heft 5 Prof. Dr. Wolfgang Buchheim, **Beiträge zur Komplementarität**
1983. 63 Seiten — 6 Abbildungen — 8° — M 10,—

Band 56

Heft 1 Dr. H.-G. Egerter, Dr. G. Plötner, Dr. J. Dvořak, Prof. Dr. med. Herbert Jordan, **Geochemische Beziehungen in vogtländisch-westböhmischen Mineralwässern**
1984. 60 Seiten — 12 Abbildungen — 11 Tabellen — 8° — M 10,—

Heft 2 Dr. Wolfgang Horlbeck, Prof. Dr. Dr. Hans-Heinz Emons, **Spektroskopische Methoden zur Charakterisierung geschmolzener Salze**
1985. 66 Seiten — 26 Abbildungen — 24 Tabellen — 8° — M 12,—

Heft 3 Dr. s.c. nat. Kirsten Pollmer, Prof. Dr. Dr. Hans-Heinz Emons, **Ein Beitrag zur Koordinationschemie konzentrierter Elektrolytlösungen**
1986. 107 Seiten — 28 Abbildungen — 28 Tabellen — 8° — M 18,—

Heft 4 Prof. Dr. Klaus Dörter, Prof. Dr. h. c. Karl-Franz Busch, **Probleme der pedologisch-hydrologischen Regionalforschung und ihre Umsetzung in die Praxis**
1989. 191 Seiten — 32 Abbildungen — 15 Tabellen — 8° — M 30,—

Band 57

Heft 1 Prof. Dr. Herbert Jordan, **Radontherapie heute** *Vorliegendes Heft*

Bis Band 48 vom Zentralantiquariat der Deutschen Demokratischen Republik, Leipzig, ab Band 49 durch die Universitätsbuchhandlung, 7010 Leipzig, zum Teil noch lieferbar

Bestellungen einzeln oder zur Fortsetzung durch eine Buchhandlung erbeten

THEORIA CUM PRAXI

AKADEMIE-VERLAG

Leipziger Straße 3—4, Berlin, DDR-1086

ISBN 3-05-500660-7
ISSN 0365-6470

MIX
Papier | Fördert gute Waldnutzung
FSC® C083411

Zeitfracht Medien GmbH
Ferdinand-Jühlke-Straße 7
99095 Erfurt, Deutschland
produktsicherheit@kolibri360.de